JN313651

タイの医療福祉制度改革

河森正人著

御茶の水書房

はしがき

　本書は、タイで2002年に完全導入された「30バーツ医療制度」を対象としている。筆者が「30バーツ医療制度」研究を始めた直接のきっかけは、2003年から2004年にかけて日本で出版された、韓国や台湾など東アジア諸国（地域）の社会保障に関する一連の研究、そしてタイの保健省において皆保険の実現を目指してきた「農村医師官僚（モー・チョンナボット）」の存在に出会ったことであった。この両者を足がかりにしながら、なんとか「30バーツ医療制度」についてまとまった見解を示したいと考えてきたが、近代雇用部門の被雇用者を前提とした東アジアを対象とする既存の社会保障研究は、農村人口がいまだ少なからず残る東南アジアのそれを考えるうえで、必ずしも適当な準拠枠ではなかった。そこで出会ったのが、発展途上国の社会保障に関するILOの政策立案に関与した研究者らの、「排除された多数者」のための社会保障(social security for the excluded majority)という考え方であった。この点は第1章で触れられている。

　本書の理論的背景について述べた第1章に続いて、第2章から第5章までは「30バーツ医療制度」の制度形成プロセスを扱っている。第6章から第7章までは、「30バーツ医療制度」の構造および機能上の特徴を扱っている。最終章では、「排除された多数者」のための社会保障の東南アジア域内比較を念頭に置いた分析視角を提供した。これは、わが国における東南アジア諸国の社会保障研究が制度紹介のレベルにとどまっている状況にあるからであるが、もっといえば、「30バーツ医療制度」研究を単なる一国研究に終わらせるのではなく、広く「排除された多数者」のための社会保障を考察するうえでの準拠枠を準備する契機としたいという考えからである。しかしながら、東南アジア諸国においては、データ、資料の入手可能性についてばらつきがあ

り、必ずしも比較は容易でなかろう。とはいえ、東南アジア諸国がこれから軒並み高齢化社会に突入していくなかで、医療・福祉分野の研究がますます重要性を増していくにちがいない。本書がその理解のための一助となれば幸いである。ちなみに、本書のタイトルを『タイの医療福祉制度改革』としたのは、「30バーツ医療制度」が医療のみならず福祉領域をも含んだ包括的な制度であるからである。

　なお、本書の出版にあたっては、独立行政法人日本学術振興会より平成21年度科学研究費補助金「研究成果公開促進費」学術図書(課題番号：215150)の助成を受けた。

タイの医療福祉制度改革

目　次

目　次

はしがき　i

第1章　本書の分析枠組 …………………………………………… 3

はじめに　3
第1節　「排除された多数者」のための社会保障　3
　1　対象としての「排除された多数者」　3
　2　「排除された多数者」のための社会保障の「制度」　8
　3　「制度」の域内比較を念頭に置いた一国研究　12
第2節　「制度」とガバナンス　13
　1　国際保健医療政策に関する「新制度論」的理解　14
　2　保健医療政治と「新制度論」　17
　3　ガバナンス論　19
第3節　本書の構成　21

第2章　「人」と「組織」
　　　　──「農村医師官僚(モー・チョンナボット)」の形成──…………27

はじめに　27
第1節　「国家医療」の3段階　27
　1　「国家医療」の第1段階　28
　2　「国家医療」の第2段階　30
　3　「国家医療」の第3段階　31
第2節　「人」──「農村医師官僚」の形成──　33
　1　1970年代初頭における保健医療行政理念の変化と機構改革　33
　2　「プライマリ・ヘルスケア」と「農村医師官僚」の形成　35
　3　「プライマリ・ヘルスケア」の進展　41
第3節　「農村医師官僚」による保健医療改革に向けた「組織」の形成　43
　1　「農村医師財団」の設立と保健医療改革におけるその意義　43
　2　保健医療改革に向けた「組織」の設立　45

目 次

第3章 「運動」の制度化プロセス …………………55

    はじめに　55
    第1節　「アユタヤー計画」──「30バーツ医療制度」の孵卵器──　56
    第2節　健康システム改革「運動」の制度化　63
        [1]　保健システム研究所の役割　63
        [2]　「国民健康法」──健康増進「運動」の形成　67
    第3節　地方分権をめぐる保健省内の2つの立場　77

第4章 「30バーツ医療制度」の政策決定過程
　　　　──「対立」と「同盟」に関するアクター分析──……83

    はじめに　83
    第1節　「低所得者医療扶助制度」
    　　　　── 30バーツ医療制度構築の制度的コア　84
    第2節　「農村医師官僚」とタイ愛国党の同盟　89
        [1]　サグアン医師の役割　89
        [2]　「農村医師官僚」と「タイ愛国党」の同盟　91
    第3節　「保守派官僚」からの抵抗　97
        [1]　ウィナイ次官の抵抗　97
        [2]　国会審議　99
    小　括　100

第5章 医療構造改革と「30バーツ医療制度」……………105

    はじめに　105
    第1節　医療構造改革をめぐる動向　107
        [1]　全般的傾向と制度間比較　107
        [2]　公務員・国営企業労働者医療保障制度（CSMBS）の給付水準の抑制努力　110
        [3]　2006年9月クーデタ後の「水準変動」
    　　　　　──岐路に立つ医療構造改革　113

第2節　もう1つの医療構造改革——コミュニティの「主流化」—— 116
　　① コミュニティの「主流化」と国民健康保障事務局　116
　　② 社会的弱者への医療サービス供給の拡充　117
　　③ 「医療」と「福祉」の統合とコミュニティの「主流化」　118
小　括　122

第6章　「30バーツ医療制度」下における地域医療・福祉改革
　　　　——その「統制」的志向——……………………………… 127

はじめに　127
第1節　新たな組織と制度——PCUとCUP、そして内部市場—— 128
　　① PCUとCUP　128
　　② 内部市場　132
第2節　地域医療・福祉改革における「統制」的志向　135
　　① 地域保健医療行政の二元化　135
　　② コミュニティ病院によるPCU（保健所）の「統制」　138
　　③ NHSO本部によるサービスの総量および内容に対する「統制」　140
第3節　「統制」の効果とファイナンス上の問題点の核心　142

第7章　「30バーツ医療制度」下における地域医療・福祉改革
　　　　——その「分権」的志向——……………………………… 151

はじめに　151
第1節　非制度的「健康基金」の起源と成長　153
第2節　地域医療・福祉改革における「分権」的志向　157
　　① 「タムボン健康基金」の機能——第1次予防と第3次予防　157
　　② 30バーツ医療制度下における第1次予防、第3次予防のサービス供給形態　162
　　③ 「統制」と「分権」の媒介項としてのPCU（保健所）　167

第8章　「排除された多数者」のための社会保障の
　　　　域内比較に向けて ……………………………………………… 171

目　次

はじめに　171
第1節　「排除された多数者」のための社会保障──構造的理解──　172
　　① 4つのアクター　172
　　② 調整者としての国家　179
第2節　「排除された多数者」のための社会保障
　　　　──ステージ概念の導入──　181
　　① 「治療」（急性期の搬送）　182
　　② 「治療」　183
　　③ 「疾病予防・健康増進」および「リハビリ・介護」　184
　　④ 高齢者等を対象とする「生活扶助」　185

あとがき・初出一覧　189
引用文献　193
索　引　203

タイの医療福祉制度改革

第1章
本書の分析枠組

はじめに

　第1章では、本書全体の理論的背景について述べる。2003年から2004年にかけて、東アジアの社会保障に関する日本語の著作が立て続けに公刊されているが、これらの多くは近代雇用部門の被雇用者向けの社会保障を分析の中心としており、農民の近代雇用部門への吸収が依然として低位な東南アジア諸国にはあまり参考にならないように思われる。こうした農民やインフォーマル・セクター、すなわち「排除された多数者」のための社会保障の構築と研究こそが東南アジアの喫緊の課題となっているのであるが、研究のレベルでいうと、同地域においても近代雇用部門の被雇用者に関わる制度の紹介にとどまっているのが現状である。以下、第1節で「排除された多数者」のための社会保障を研究対象として設定したうえで、第2節では本書で使用する分析方法について言及する。また、第3節ではあらかじめ本書の構成を示す。

第1節　「排除された多数者」のための社会保障

1　対象としての「排除された多数者」

　本書は、租税を財源とする無拠出の医療保障制度、すなわち「30バーツ医療制度」[1]の導入（2002年）を通じて行われたタイの医療福祉制度改革[2]を分析の対象としているが、この30バーツ医療制度は広い意味での社会保障制度の一部を構成する要素である。日本では2000年代に入って、ほぼ同時期

に東アジアの社会保障に関する研究成果が立て続けに発表されているが、そのなかには東南アジア諸国を分析対象に含んでいるものもある。そこでまず最初に、この一連の議論のなかに30バーツ医療制度研究を位置付ける必要があろう。なぜなら、これまでの東アジアの社会保障研究が、先進国モデルを基礎とする「抽象的な一般論」ないし「天下り的なアプローチ」と、「各国の個別事情」ないし「場当たり的な国別アプローチ」が交差することなく平行線に終わっているという痛切な指摘があるなかで（上村 2004: 26）、地域研究に依拠した一国研究である本研究も何らかの比較研究を意識した立場をあらかじめ示しておく必要があると考えるからである。

　前述の、ほぼ同時期に発表された東アジアの社会保障に関する研究成果とは、広井良典・駒村康平編の『アジアの社会保障』（東京大学出版会、2003年）、一橋大学経済研究所経済制度研究センター編・寺西重郎責任編集の『アジアのソーシャル・セーフティネット』（勁草書房、2003年）、上村泰裕・末廣昭編の『東アジアの福祉システム構築』（東京大学社会科学研究所、2003年）、宇佐見耕一編の『新興福祉国家論――アジアとラテンアメリカの比較研究』（アジア経済研究所、2003年）、国際協力機構編の『途上国のソーシャル・セーフティネットの確立に向けて』（国際協力機構、2003年）、大沢真理編の『アジア諸国の福祉戦略』（ミネルヴァ書房、2004年）などである。その多くはユーロ・セントリズム的志向から派生する、「同質的な残余」としての「東アジア福祉レジーム」といった認識（武川 2006a: 2）からから脱却すべく、東アジア域内での比較を視野に入れた研究の試みである。ただし、寺西編および国際協力機構編の著書は、97年アジア通貨危機を契機に世界銀行等の国際機関が提言したソーシャル・セーフティネット（SSN）の実施と効果に関する比較研究である。

　しかし、これらの研究では、「国家」による、「近代部門における被雇用者向けの社会保障」を準拠枠としていることが多く[3)]、広範な農村部が残存する東南アジアにおいて、こうした福祉レジーム研究と同じ土俵で社会保障を論じることには無理がある。たとえば健康保険の分野でみると、西洋の先進国では産業化と都市化に伴うフォーマルな労働市場の拡大と健康保険がリン

クし、これが皆健康保険へとつながっていったが、こうした雇用と健康保険のリンクが困難な多くの低中所得国において社会保障を論じる際には別の論理構成が必要になってくる。たとえば、エスピン-アンデルセン流の「生産主義的福祉」の対象はこの「近代部門における被雇用者向けの社会保障」であるが、東南アジアでこれをそのまま適用できる人口はごく一部に過ぎないのである。なお、広井・駒村編(2003)は、総論部分で農村部を含めた社会保障の構想を示唆しているものの、各論部分では近代部門における被雇用者向けの社会保障の記述が中心となっている。宇佐見編(2003)は、インフォーマル部門を対象とする社会保障に言及している章がいくつかあるが(インド、キューバなど)、東南アジア諸国は扱われていない。

一方、広井・駒村編(2003)の続編ともいうべき広井・沈編(2007)は、農村部門における社会保障に重心を移動させつつ各論で具体的にこれを論じており、本研究と問題意識を同じくするものであるが、研究対象は主として中国である。宇佐見編(2003)の続編ともいうべき宇佐見編(2005)は社会福祉へと視点を移動させているが、どちらかといえば都市部の貧困層や失業者に力点があるように思われ、また東南アジア諸国は対象となっていない[4]。

とはいえ、広井・沈編(2007)のなかで示された広井の見解は極めて示唆的である。すなわち、アジアでは「ヨーロッパ等の発展形態とは異なるルートを経由して(大きな福祉国家を経ることなく)、『福祉社会』にいたる」可能性があり[5]、「伝統的な家族・共同体あるいはコモンズのあり方(さらにそこでの相互扶助関係や世代間コミュニケーション、自然との関わりなど)を一定程度残しながら都市化・産業化が進展し、それがポスト産業化にも何らかの形で引き継がれるといったパターンを排除することはできないだろうし、場合によってはそうした発展パターンのほうが望ましい場合もありうるかもしれない」というのである(広井 2007: 23-25)。

広井は、単線的な発展段階論を排し西洋とアジアは別々の土俵で議論すべきことを示唆したわけだが[6]、別言すれば、西洋では産業化過程において、大量の近代的労働者の形成と共時的に社会保障の構築が進行していったのに対し、東南アジアでは農民の近代雇用部門への吸収が依然として低位な状態

で社会保障の構築を模索しているのである。そうだとすれば、広井のいうように、第1次産業が人口の過半を占める1930年代から農民を社会保障のなかに包摂しようと試み、60年代初頭に国民皆健康保険を達成した日本を参照すべきなのであって(広井 1999: 55-61)、加えて今後高齢化問題が東南アジアの農村部において先鋭的に噴出するとするならば、「排除された多数者」のための社会保障の構築こそがこの地域の喫緊の課題となってくるのである。

以上のことから、西洋固有のコンテキストのなかで形成された社会保障の意味を拡張する必要が出てくるが、その過程で重要な役割を果たしうるのがILOの政策形成に関与した研究者らの議論である。具体的には、次に述べるファン-ヒネケン(Van Ginneken, W.)、かつてイギリスのティトマスと親交があり、タイの社会保障基金(SSS)設立時(1990年)に労働省のアドバイザーともなったエイベル-スミス(Abel-Smith, Brian)、コミュニティ・インシュアランスの提唱者ドロール(Dror, David M.)らの議論である。

まずILOの定義によれば、社会保障とは「傷病、出産、労働災害、失業、病弱、老齢、死亡による収入の停止ないし減少によって惹起される経済的・社会的窮迫に対し、一連の公的手段を通じて社会がその成員に対して提供する保護(protection)」である(ILO 1984: 3)。これに対し、ファン-ヒネケンは『排除されたマジョリティのための社会保障』のなかで、「多様な基本的リスクとニーズに起因する低位かつ逓減的生活水準を防御するための、公的ないし集合的手段を通じた家計および個人に対する便宜の提供」と定義した(Van Ginneken 1999: 5)。公的手段に加えて集合的手段に言及し、国家がまだ皆保険を実現するだけの能力を獲得していない、ないしは獲得しつつある段階での社会保障を視野に入れたのである。なお、皆保険と産業発展段階の連関について補足するならば、第1次産業人口が相当程度残存した段階で皆保険を達成した日本、コスタリカ、タイが特殊事例であるかどうかについては議論される必要があろう(表1-1、1-2)。さらに、ファン-ヒネケンの定義を本研究の対象の一つである健康保険に敷衍すれば、「資金の徴収、プール、サービスの分配と購入および運営管理における集合的行動の支配的役割」となる(Dror, Preker and Jakab 2002: 45)。また、1990年にILOから出版された

表1-1 アジア社会保障制度の発展段階

	産業発展段階	社会保障の発展段階
第1グループ (シンガポール、台湾、韓国)	先進国に匹敵するかそれに準ずる段階	普遍的な給付(universal coverage)ないしそれに近い制度が整備されつつあると同時に、特に近年では人口の高齢化への対応や制度の効率化といった新たな課題に直面している国家群
第2グループ (マレーシア、タイ、フィリピン、インドネシア)	産業化の途上	被雇用者(サラリーマン、公務員)については一定の社会保障制度が整備される反面、なお人口の相当部分を占める農業従事者や自営業者等については制度が未普及で、いわば皆保険前夜ともいうべき状況にある国家群
第3グループ (ベトナム、ラオス、カンボジア、ミャンマー)	産業化の初期段階	社会保障制度は主として一部の公務員・軍人等を対象とするものに限られ、医療保障の面では(感染症に対する)公衆衛生施策がなお中心を占める国家群
第4グループ (中国、インド)		いわば「超大国」として以上の分類に収まらない国家群

(出所) 広井(2007: 16-17)の記述を表にした。
(注) ただし、30バーツ医療制度の導入により、第2グループのタイは皆保険を達成したといえる。

エイベル-スミスやロン(Ron, Aviva)[7]らの共著『途上国の社会保険——社会保障アプローチ』も同様の問題意識から出発している(Ron, Abel-Smith and Tamburi 1990: 13)。本書の各章の底流には、これら一連の議論がある。

次に、こうした「排除された多数者」のための社会保障の議論をマクロ経済の文脈に位置付けてみると、東南アジアを含む広義の東アジア諸国はおしなべて所得水準の低い段階で出生率

表1-2 各国が皆保険達成までに要した年数

ドイツ	127年(1854-1981)
オーストリア	79年(1888-1967)
ベルギー	118年(1851-1969)
ルクセンブルク	72年(1901-1973)
イスラエル	84年(1911-1995)
コスタリカ	20年(1941-1961)
日本	36年(1922-1958)
韓国	26年(1963-1989)
タイ	12年(1990-2002)

(出所) Carrin, G. and James, C.(2005)掲載の表にタイの部分を付け加えた。
(注) 日本の達成年は1958年になっているが、これは被用者保険加入者等を除く、市町村に住所を有する者すべてを強制加入とする国民健康保険法の改正が行われた年であり、実質的な達成は1961年である。

の急速な低下と高齢化の加速という状況に直面するが、財政的な制約から国家による統一的な社会保障制度の構築と維持には限界があり[8]（大泉 2006: 73、大泉 2007: 174-178）、したがって国家と家族の間に位置するコミュニティにおける自立的システムの形成に着目せざるを得ない（新田目 2006: 90）。すなわち大きな福祉国家を経ることなく福祉社会に入るという先の広井の議論に行き着くのである。しかしながら、東南アジアでどのような福祉社会を「具体的に」構想するかについて、これらは多くを語っていない。

　具体的にいうと、これらは抽象的なモデルの提示の段階にとどまるか、あるいは具体的に言及しているとしても社会保障の下位領域の一部に限定的に触れているに過ぎず、肝心のこれら諸国政府自身が実際に全体としてどのような取り組みを模索しているのかがみえてこないのである。こうした状況の背景には、日本人を含めた先進国研究者がその固有の問題意識に被拘束的であるということに起因する、「一足飛びの」福祉社会の議論があるのではないかと思われる。そうではなく、福祉社会の重要性を認識しつつも、それに先立ちまずは福祉国家の制度形成の経路比較（すなわち、福祉国家の性格の国際比較）を念頭に置いた、詳細な一国研究の積み上げが重要なのである。つまり、現在のタイについていえば、福祉国家的側面と福祉社会的側面の共存ないしは国家によるサービス供給と社会によるサービス供給の間のコーディネーションこそが問われなければならないのである[9]。また、性急な社会保障、福祉の分権化にも賛成できない。なぜなら、先進国で構想された問題意識をそのまま途上国に当てはめるという無理は、国家（中央政府）の役割の不当な過小評価につながりかねないと思われるからである。

②「排除された多数者」のための社会保障の「制度」

　一方、社会福祉学の分野でも、こうした「排除された多数者」のための社会保障についての構想が議論され始めている。たとえば、日本福祉大学の研究グループの「東アジア型福祉社会」（日本福祉大学 COE 推進委員会編 2005、二木立代表編集 2008）がそれである。目標としては東南アジアをも視野に入れている点、そして「排除された多数者」のための社会保障の「制度」形成に着

第1章　本書の分析枠組

目している点が注目される。

日本福祉大学のプロジェクトは、中間報告としての『福祉社会開発学の構築』の冒頭でミッジリイの講演原稿を掲げ、理論的に多くを依拠している。ティトマスの系譜を引く制度論者であるこのミッジリイの社会開発論は、エスピン-アンデルセンの「生産的福祉論」を開発問題に応用するものであるとし、多様な福祉供給主体を「制度的に調整しマクロな資源再配分を行う政府の役割を強調」すべき一方で、「その資源投下は、事後的・消費的な救済よりも、貧困者1人ひとりの生産的能力を向上させ、結果的にマクロにも経済的見返りが得られるようなやり方を重視すべきだ」という彼の主張が引用されている（穂坂 2008: 5）。他方、日本福祉大学のプロジェクトの最終報告にあたる『福祉社会開発学——理論・政策・実践』の総論部分でも、政府のコーディネーション機能ないし制度主義が提起されている。具体的には二つの「政策環境」、すなわち「個別政策を支える政治的風土や文化、国際関係、社会構造、といった外的環境」と、「特定の課題に対して諸政策・諸行動が織り成してできあがっている制度的環境」に着目し、「こうした制度的環境を変容させながら、地域の中に多様な福祉の仕組みをつくりだすのが、福祉社会の開発である」（穂坂 2008: 4）としている点は極めて示唆的である。他方、同じプロジェクトのなかで平野は、日本では地域福祉研究において「地域福祉の方法論から地域福祉行政・運営のあり方へと研究がシフトしてきている」のだが、途上国では地域福祉という政策目標をルーチン化するための「制度のない社会」において制度を構築するうえでどのような課題があるかを検討すべき段階にきているとしている（平野 2005: 55-56）。

しかし、このように総論部分では「制度」の重要性を指摘しつつも、各論部分では、余語の周到な分析（余語 2005: 160-176）を除いて、東アジア各国の「制度」形成の動態に関する「具体的な」分析が少ないように思われる。このように「制度」に関する具体的な分析が手薄な現状については、「地域研究（area studies）」との連携の不足という点がその背景にあるのではないだろうか。株本がいうように、方法としての社会福祉学や福祉社会学と学際的な地域研究の融合が必要になってきているのだといえよう（株本 2005: 135）。かりに地

域福祉の方法論というソフトがあってこれを途上国に応用しようとした場合、それは当該国の「制度」というオペレーション・システム(OS)のうえで動くのであり、この「制度」という OS の「クセ」を比較的理解しているのが地域研究者であるといえよう。この「制度」形成とは、後に述べる「ソーシャル・ガバナンス」の形成と読み替えることができる。

　もちろん「制度」以前に、「組織」についての理解も重要である。すなわち、途上国の社会保障の個別政策が縦割り行政組織の下でバラバラに実施されているので、情報もバラバラにしか存在せず、したがってコミュニティという場で住民が受けられるサービスを集めてきてその全貌を明らかにするのは極めて厄介な作業である。東南アジアを含む東アジアにおいて、コミュニティという場に立った社会保障や社会福祉の「具体的な」研究が少ない背景にはこうした理由が存在するものと思われる。この点からいっても、途上国の社会保障研究においては地域研究からのアプローチが必要であるということになろう。本書の主たる関心対象であるコミュニティ・レベルにおけるタイの社会保障制度を図式化したのが図 1 - 1 である。

　そこで次に、途上国においてこの「制度」形成を推進する主体は誰かという問題に行き着く。「排除された多数者」のための社会保障に関わるアクターは、地方自治体、NGO、住民組織など多岐にわたろう。さしあたりこれらのアクターはサービスの供給者として期待できても、制度形成ないし制度的環境の変容に積極的に関与できるほどの統治能力を持っていないように思われる。すなわち、分権化自体は好ましいことではあるが、それがどのような環境や制度のもとで実施されるかが問題になってくるのである。『世界開発報告1997』がいうところの「分権化の落とし穴」の問題である。具体的には、①地域間格差の拡大の可能性、②地方の放漫財政が中央政府からの補助金増につながり、政府のマクロ経済管理を困難にする可能性、そして③地方政府が特殊権益の強い影響下に置かれ、国家資源と権力の誤使用につながる可能性などが存在する(世界銀行 1997: 18)。こうした「分権化の落とし穴」の典型がフィリピンにおける保健医療サービスの分権化であり、分権化によって同分野での取引費用がかえって増大するという状況が発生した(Lieberman and

第1章　本書の分析枠組

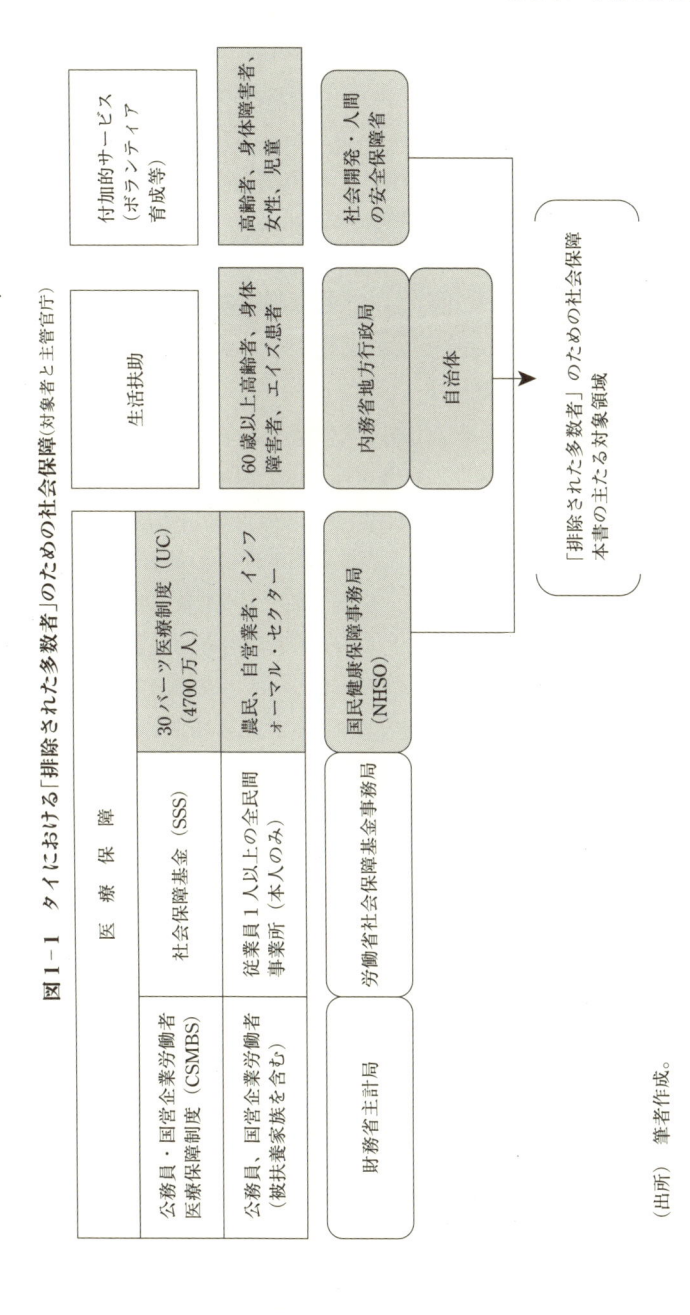

図1-1　タイにおける「排除された多数者」のための社会保障（対象者と主管官庁）

	医　療　保　障		生活扶助	付加的サービス（ボランティア育成等）
公務員・国営企業労働者医療保障制度（CSMBS）	社会保障基金（SSS）	30パーツ医療制度（UC）（4700万人）		
公務員、国営企業労働者（被扶養家族を含む）	従業員1人以上の全民間事業所（本人のみ）	農民、自営業者、インフォーマル・セクター	60歳以上高齢者、身体障害者、エイズ患者	高齢者、身体障害者、女性、児童
財務省主計局	労働省社会保障基金事務局	国民健康保障事務局（NHSO）	内務省地方行政局	社会開発・人間の安全保障省
			自治体	

「排除された多数者」のための社会保障
本書の主たる対象領域

（出所）筆者作成。

others 2005: 165, 黒岩 1997: 233-236)。国際機関のなかでもとりわけ WHO は途上国の保健医療サービス分野における分権化に対して慎重である。

③ 「制度」の域内比較を念頭に置いた一国研究

　以上のことから、所得が低い段階で高齢化社会を迎えるという、いわば財政的制約と人口構成的制約という文脈に配慮しつつ、東南アジアの農村部における社会保障、もっと具体的にいえば「福祉国家」に関わる「制度」の動態について、一国レベルのモノグラフを蓄積しつつ、比較を可能にしていく作業が必要になってきているといえよう。

　フィリピンとタイを簡単に比較してみよう。フィリピンでは、1995 年の「国民健康保険法(RA7875 号)」の成立によって国民皆保険に向けた国民健康保険プログラム(NHIP)が具体化した。PHILIPPINE RA7875 NHIP とも称される皆健康保険プログラムは、既存の被雇用者向けの健康保険に加えて、① NHIP の運営機関であるフィリピン健康保険公社(PhilHealth)がミーンズテストを条件に貧困線以下の層に対して行う「大衆のための医療制度(Medicare parasa Masa)」と、②貧困線以上のインフォーマル・セクターを対象とした「コミュニティ・ヘルスケア組織(CBHCO)」による任意の健康保険を拡充することによって、皆健康保険を実現しようというものである(野沢 2003: 34-52)。この 2 つをタイと対比させて考えると、①は 1975 年に導入された「低所得者医療扶助制度(So.Po.Ro.)」に、また②は 1983 年導入の「母子保健開発基金」を基盤に設立された「健康カード計画」に相当する。さらにタイは、2002 年に①をすべての農民やインフォーマル・セクターへと拡張して 30 バーツ医療制度に改編することを通じて皆健康保険を実現したのである。すなわちミーンズテストを伴った国家(租税)による「残余的」社会保障から、同じく国家(租税)による普遍的な権利としての「制度的」社会保障に転化したのである。ただし、こうした租税によるサービスは、多くの場合政府活動の拡大につながるので、無秩序な拡大を抑制するメカニズムを埋め込んでおく必要がある[10]。一般的に、途上国の農村部における社会保障は医療保障に限定されることがほとんどである。フィリピンの「大衆のための医療制度」はもち

ろんのこと、CBHCO においても、財源的な制約から予防、リハビリ、介護などはカバーされない。他方タイのように、国家が準備した医療保障の仕組み(つまり 30 バーツ医療制度)を足掛かりに、多元的な福祉サービス供給を組み込みつつ地域福祉ないしコミュニティ・ケアを構築するケースもあるのである。

　したがって、こうした視点を考慮に入れつつ、東南アジアの農村部の社会保障における国家、自治体、家族などのアクター間の機能分担(―「制度」)について、その地域的多様性と動態を描き出すという作業が現在求められているのだといえよう。分析レベルでいうならば、予防(健康増進)、治療、福祉(介護)、さらには所得の安定等に領域化しつつ、固有の資源賦存状況の下で、いかに関係するアクターが機能分担していくかを見極めつつ比較研究を進める、という作業が必要になってくるのである。タイの場合でいうと、福祉(介護)の部分では家族のサービス供給機能が依然重要である一方[11]、治療部分では国家によるサービス供給が拡大傾向にあり、また予防(健康増進)部分では自治体を含む地域社会が重要性を増しつつある。こうした状況下で、調整者としての国家がどのようにして各領域の間の良好な連携を確立するかが問われているのである。

　あらためて医療福祉サービスに関わる比較研究の観点から再確認するならば、国家レベルから地域コミュニティにいたるまでの各階梯ごとの医療福祉関連資源の賦存状況、そしてこの階梯ごとの資源を垂直的に関連付ける、ないしはシステム化する仕方は国ごとに異なる。さらにこれらは、政治・行政体系の機能の仕方や家族構造その他の影響を多分に受けるといえる。医療福祉分野における地域研究の貢献は、まさにこうした医療福祉システムにおける地域の固有性ないし経路依存性(後述)の問題を明らかにし、これを政策(実践)にリンクさせていくことであろう。

第 2 節　「制度」とガバナンス

　2002 年に導入された 30 バーツ医療制度は、タイにおける西洋近代医療の

導入後100年余りにして起こった、最初の「構造転換」ないし「均衡断絶」(旧い制度均衡から新たな制度均衡への転換)であるが、新たな制度の形成プロセスを扱う第2章から第5章においては「新制度論」的アプローチを、さらに30バーツ医療制度の持続性確保のためにいかに地域医療・福祉制度を設計するかについて扱う第6章から第7章においては「ガバナンス論」的アプローチを使用している。分析にあたっては、関連政府機関発行の文書・資料、新聞、インタビューなどを使用した。以下、各章で記述される内容についての理論的背景をあらかじめ確認しておきたい。

1 国際保健医療政策に関する「新制度論」的理解

本書の第2章から第5章は、1970年代におけるプライマリ・ヘルスケアの経験を基礎に、2000年代に入って30バーツ医療制度へと進化していった過程を分析しているが、この過程を国際保健医療政策の展開と重ね合わせてみておこう(**図1-2**)。

WHOの2000年『世界保健報告』は20世紀に起こった保健医療システム改革の流れを3段階に区分している。第1段階は「古典的普遍主義(classical universalism)」の時代である。20世紀の前半にかけて、普遍主義の名のもとに国家的な保健医療制度を構築する動きが広範に出現するとともに、中所得国で社会保険制度が導入された。しかし、結果的に資源の多くは都市部の施設(病院)医療に集中的に投入されかつ高コスト体質を持っていた。普遍主義は名目的で貧困層はあいかわらず自費(out of pocket)で質の悪い医療を受け

図1-2 プライマリ・ヘルスケアに関する異なる認識のもとでの人口と介入の範囲

介入の内容	カバーされる人口	
	貧困者のみ	全員
「基本的」ないしシンプル	「原初的」ヘルスケア ←	もともとのコンセプト
「必須」かつ効率的 (cost-effective)	「選択的」プライマリ・ヘルスケア ←	「新普遍主義」
医学的に有用なあらゆるもの	(これまであまり考慮されたことない)	「古典的普遍主義」

(出所) WHO (2000:15)。原典は、*Building on the legacy : primary health care and the new policy directions at WHO*. Address to the American Public Health Association, Chicago, IL, 8 November 1999.

第1章　本書の分析枠組

るか、まったく医療が受けられなかった（WHO 2000: 13）。

　第2段階は、第1段階の反省を経て、保健医療サービス、食糧、教育、飲料水等といったあらゆる基本サービスの最低限の保障を骨子とするプライマリ・ヘルスケア（primary health care）の原初的概念（original concept）ができあがった時期である。サービスの範囲とレベルにおいて大きな理念的変化がみられたのである。しかし「プライマリ」の解釈をめぐっては、「技術的解釈」（保健医療システムへの最初の接触点、準医療技術者による初歩的な治療、疾病の根本原因に対する介入など）や「政治的解釈」（マルチ・セクショナルな行動、コミュニティの関与など）などが錯綜し、統一的なモデルの構築にはいたらなかった。加えて、財政的な限界、保健医療関連ワーカーのコミュニティ活動における時間的制約などによってサービスの質は結局低位で停滞し、その結果、当初想定されたリファーラル（患者の送致）は機能せず、比較的裕福な患者はコミュニティの保健所を迂回して都市部の病院へ向かうことで、結果的に第1段階における供給体制をかえって強化することになったし、他方プライマリ・ケアは貧困者の「プリミティヴ」な三流サービス（primitive health care）として固定化されることになる。他方これは、サービスの分野を限定する有名な「選択的プライマリ・ヘルスケア」につながっていった（WHO 2000: 14–15）。

　第3段階は、こうした反省から、効率性の重視（cost-effectiveness）、民営化を含むサービス供給の多元化（pluralistic health care system）を通じた、必須のケアのみをあらゆる階層に提供する方向、すなわち「新普遍主義（new universalism）」に転換する時期である（WHO 2000: 15）。多元化したサービス供給において、供給者は公的機関の規制とサンクションの対象となる。本書で扱う30バーツ医療制度も例外ではない。社会保障基金や30バーツ医療制度において、政府は「規制者」としての役割を強化するものとされたのである。さらにたとえばマレーシアでは、「第7次マレーシア計画」で保健医療サービスにおける「規制者」としての国家に言及し、民間供給者を規制する1998年「民間医療サービス法（Private Health Care Facilities Act）」が制定された（Chee and Barraclough 2007: 10）。

15

タイの事例をさらに詳しくみておくと、1990年導入の職域保険である社会保障基金および2002年導入の地域保険である30バーツ医療制度の制度形成の中心人物で、「農村医師官僚」(後述)の1人でもある故サグアン・ニッタヤーラムポン国民健康保障事務局(NHSO)初代事務局長[12]は、その著書のなかで、国家の役割を「船を漕ぐ(phai ruea, rowing)」から「舵を取る(khat hang suea, steering)」に転換すべきと指摘している(Sa-nguan 2005: 53-61)。内務省は、社会保障基金設立と同時に自前の病院を手にしたいという思惑を持っていたが、サグアンやILOから派遣された先述のエイベル-スミスやロンが、政府は「供給者」の側から撤退し、サービスの「購入者」となることで、ファイナンスを通じた「供給者」を統制する側に徹すべきであると主張し、実際の制度でもこれが採用されたのである[13]。「船を漕ぐ」や「舵を取る」は、いうまでもなくニュー・パブリック・マネジメント(NPM)の教科書のひとつであるOsborne and Gaebler(1992)で用いられた用語である。また30バーツ医療制度においては、イギリスのNHS改革を手本としながら医療の「供給者」(国立医療機関)と「購入者」(国民健康保障事務局)を分離し(「内部市場(internal market)」の原理)、加えて私立病院やクリニックの供給者への参加、つまり競争状態の創出を通じてサービスの向上を図ることが目指された[14]。さらに政府は、社会保障基金および公務員・国営企業労働者医療保障制度と30バーツ医療制度の統合による、分立した制度の一元的管理を模索したのである。

　以上のことから、第1段階から徐々に国家の役割が変化してきていることがわかる。一言でいえば「供給者」から「規制者」へという変化である。こうした第3段階への転換は、世界銀行が1987年に提出したレポート『発展途上国における保健医療サービス財政──改革へのアジェンダ』(World Bank 1987)、および1993年の『世界開発報告(健康に投資する)』(World Bank 1993)において、Private Healthcare Modelとしてすでに指摘されており、WHOが結局これを追認した形になったのである。また、先述のミッジリイの立場は、「新普遍主義」やPrivate Healthcare Modelに共通するものである。ここで再確認するが、市場メカニズムへの依存が高まれば高まるほど、「規制者」としての国

家の重要性が高まるということである。

2　保健医療政治と「新制度論」

　東アジア諸国の比較福祉国家論においては、国家官僚制が福祉国家形成において重要な役割を果たしてきたことから国家論ないし制度論的アプローチが主として採用されることが多かったが、民主化の進展とともに資源動員論など多元主義的アプローチによる政策過程分析が増加してきている。タイでは「国民健康法」の成立過程に関するコーマートの分析（Komatra 2004）がこの多元主義アプローチに相当するが、筆者はタイの保健医療政策分析については多元主義モデルを採用する段階にはいたっておらず、その採用は政府の役割の過小評価という誤った理解につながると考える。

　こうした立場に立って、次にミニ福祉国家的な制度としての30バーツ医療制度がなぜそのような姿になったのか問われねばならない。そもそも制度の成り立ちがわからなければ、その持続性を精密に議論することなどできないからである。それを問う際には、新制度論における「歴史的経路依存性（historical path dependence）」の議論が有効であると考える。「歴史的経路依存性」の議論は、どの均衡へ収束するかは、その経路途中の小さな事象の積み重ね、すなわち偶然に支配され、またその均衡が最も合理的かどうかも分からないことを主張しているが、本書の第2章から第5章では1次資料を手掛かりに、保健省内政策集団と政党政治との間で繰り広げられる事象群の積み重ねによって起こった「適応的進化」の過程を描くことになる。こうした小さな事象を拾い集めるに際しては、これまで行ってきたタイ地域研究の蓄積を使用することになる。さらに重要なことは、こうした制度に働きかけるための政策は、それらが歴史的に形作られた諸関係との適合性を持たなければ有効性を持ち得ないという、「経路依存性」命題のもう1つの大事なポイントを念頭に置く必要があるということである。この点でいうと、旧い制度との断絶があまりにも大きい性急な制度改革には賛成できない。

　そこで30バーツ医療制度の形成を「歴史的経路依存性」の議論にしたがって整理するならば、以下のようになる。30バーツ医療制度は、「福祉国家」

の信奉者で保健省内の一派閥である「農村医師官僚」の一員でもあるサグアン国民健康保障事務局長(元保健省副次官)と、「市場主義者」タクシン首相(タイ愛国党党首)の妥協の産物であったが、これは少なくとも二つの結果をもたらした。第4章および第5章でみるように、「福祉国家路線と市場主義の一見奇妙な共存」は、合理的かどうかは別として、サービス水準の面で国民1人当たりの人頭割予算の抑制というかたちで帰結していた。「広く薄く」の制度である。他方、組織面では保健医療行政システム上の極めて大きな変革をもたらした。保健省内には、「医療の高度化推進路線」を掲げる「保守派官僚」と、「地域保健医療の拡充重視路線」を掲げる「農村医師官僚」という二つの派閥が保健医療政策をめぐって対立していたが、後者がタクシンと提携することで政治的優位を確保した。その一方でタクシンは、地方の有力政治家およびその派閥を媒介項とした利益誘導政治の伝統を打破し、中央と直結する回路を通じた、「中抜き」の「直接的」資源配分と支持調達のメカニズムを模索していた。その結果、利益誘導政治の温床であった保健省を予算的に凌ぐ国民健康保障事務局という巨大組織が成立し、「農村医師官僚」が予算的自由を確保したのである。加えて、タクシン首相の失脚後は「農村医師官僚」の政策実施上の自由度が増すことで「福祉国家」路線が優位に立ち、その結果、国民一人あたりの人頭割予算は比較的急速に増加傾向に転じた。

　タクシン政権以降におけるこの保健医療政治上の重大な変化について、サマック政権下のウィチャーン・ミーンチャイヤナン副大臣がこれを象徴的に示す発言を行っている。やや長くなるが引用しよう。「かつては、保健省が個々のミッションに責任を持つ機関であり、各局に運営予算が割り当てられていたが、現在ではこれらの予算が剥奪されて様々な組織に付け替えられている。したがって、各局の業務を支障なく継続させるには、『ソー一族』の組織を招いて協議し、これらの組織に具体的な予算要求をせねばならなくなった。これらの組織は、予算局(samnak ngop praman)の役割を果たしているのである」(*Phuchatkan*, Jul.6, 2008)。ここでいう「各局」とは保健局、保健サービス支援局、精神衛生局など保健省内の既存の部局である。「ソー一族」とはサグアン・ニッタヤーラムポン、スウィット・ウィブーンポンプラサート、

第1章　本書の分析枠組

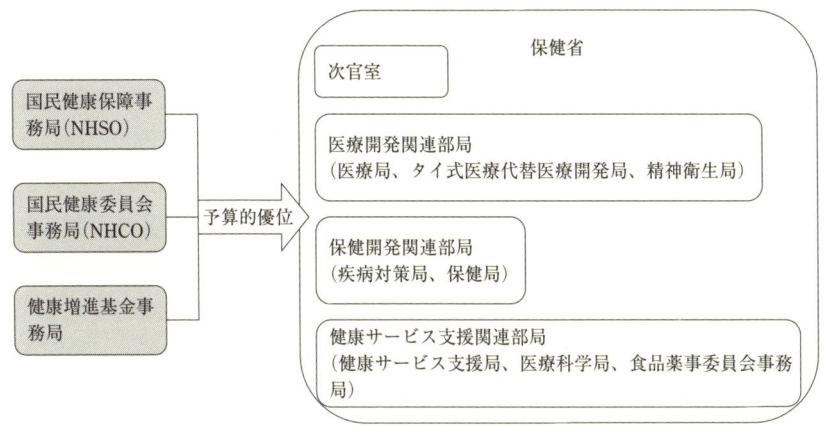

図1-3　タイの保健医療政治の構造

```
                                 ┌─────────────────────────────────────┐
                                 │              保健省                   │
┌──────────────┐                 │  ┌──────────────┐                   │
│国民健康保障事  │                 │  │  次官室       │                   │
│務局(NHSO)     │                 │  └──────────────┘                   │
└──────────────┘                 │                                     │
┌──────────────┐   予算的優位     │  ┌──────────────────────────────┐  │
│国民健康委員会  │─────────▶       │  │医療開発関連部局               │  │
│事務局(NHCO)   │                 │  │(医療局、タイ式医療代替医療開発  │  │
└──────────────┘                 │  │局、精神衛生局)               │  │
┌──────────────┐                 │  └──────────────────────────────┘  │
│健康増進基金事  │                 │  ┌──────────────────────────────┐  │
│務局           │                 │  │保健開発関連部局               │  │
└──────────────┘                 │  │(疾病対策局、保健局)           │  │
                                 │  └──────────────────────────────┘  │
                                 │  ┌──────────────────────────────┐  │
                                 │  │健康サービス支援関連部局        │  │
                                 │  │(健康サービス支援局、医療科学局、│  │
                                 │  │食品薬事委員会事務局)          │  │
                                 │  └──────────────────────────────┘  │
                                 └─────────────────────────────────────┘
```

（出所）　筆者作成。

ソムサック・チュンハラット、サムルーン・イェーングラトークなどといった「農村医師官僚」の幹部を、さらに「ソー一族」の組織とは、新設の国民健康保障事務局(NHSO)、国民健康委員会事務局(NHCO)、健康増進基金事務局などのことを意味している（図1-3）。

いまや、政治的に肥大化した国民健康保障事務局がタイの保健医療政策で主導権を握り、さらには高齢者福祉など社会開発・人間の安全保障省の管轄下にある事業にも参入してきていることは、タイ国内や日本を含む海外の援助機関においてもまだあまり知られていない。

③　ガバナンス論

次に新たな制度としての30バーツ医療制度の持続性が問われねばならないが（第6章～第7章）、本書では地域医療・福祉の制度設計がその重要な鍵になると考えている。その際、主としてガバナンス論を手掛かりに議論を進めるが、非政府福祉供給セクターの拡大とその予定調和を前提とする「福祉多元主義」に基盤を置いた先進国的なガバナンス論はあまり参考にならないと思われる。先進国のガバナンスの考え方の背景には、統治への視座の、「実態」（政府を主とする組織そのもの）から、「機能」（多様な集団や組織の連

携によって遂行される機能)への転換があるとされるが(武川 2006b: 50)、そもそも家族や一部住民組織以外に福祉供給を担う集団がないうえに地方自治(体)自体が生まれて間もないタイでそのような議論はすぐに成り立たない。タイの地方レベルにおいては、ガバメントとガバナンスの確立が共時的に進行していると考えられるが、官の縮小と民の拡大を伴う公共領域の形成、という意味での先進国のガバナンス論を、そのまま適用するわけにはいかない。すでに指摘したように、先進国で構想された問題意識をそのまま途上国に当てはめるという無理は、途上国における(少なくとも社会保障政策における)国家の役割の不当な過小評価につながりかねないと思われる。新たな制度均衡(福祉社会)に向かうにしても、国家がその橋渡しとして一定程度の役割を果たすべきであるというのが本書の主張である。

　このことは民の中身に関係する。つまり、民におけるパトロン・クライアント関係という強固な歴史性が市民的なものを押し殺すような論理が強く残存しているなかで官の縮小を強調すると、仮に社会保障制度が実現できたとしてもその配分がパトロン・クライアント関係のなかで決定され、公正な配分がなされない可能性が高いのである。ガバナンス論には国家中心的アプローチと社会中心的アプローチがあるとされるが、途上国とりわけアジアにおいては、規制者でありアドボケートでもある国家から出発するのが現実的であると考えられるのである。

　このような考え方に基づいて、本書ではコミュニティ・レベルにおける多様な官製セーフティネット新設の動きに着目する。長期的にみれば国家の再分配機能が低下するにしても、現段階における官製セーフティネットの持つ、「福祉社会」に向けた「呼び水的機能」については事実をきちんと把握し、正当に評価しておく必要があるのである。つまり「されど国家(政府)」ということである。国家は官製セーフティネットの外形的標準の策定やクローズエンド型の財政的支援等を通じて一定の役割を果たす一方で、そこには「非健康者」、「問題家族」を増加させないための、コミュニティ内における住民相互管理(時として監視)のメカニズムへの期待がそこに埋め込まれている、というのが本書における現状評価である。現在は、そのメカニズムの多様性を収集・

整理する段階にあるといえるが、そこでは、フォーマル（政府）とインフォーマル（家族、住民組織）を完全に分離して考えるのではなく、コミュニティを、政府が作る制度と家族や住民組織が対峙・交渉・融合する場として捉える必要があると考える。近い将来 NPO や社会福祉法人といった専業的な福祉供給主体がタイ農村に成立することなどそもそもありえないわけであるから、タイの「福祉社会」を論ずることというのは、こうした条件下でのコミュニティ・ガバナンスを論ずることに等しいということになる。

第3節　本書の構成

次に、あらかじめ本書の構成を示しておこう。

続く第2章では、まず構造転換の初発段階において重要な役割を果たした「人」の側面に着目する。すなわち、これまでその存在がほとんど指摘されることのなかった保健省内の「農村医師官僚（モー・チョンナボット）」に着目する。さらに、1970年代末からのプライマリ・ヘルスケアという WHO が構想した国際的保健運動と、ベトナム戦争という当時の国内的政治状況といった内外の2つの要因を背景に誕生した彼らが、その後90年代にかけていかに自らを凝集性の高い政策集団として「組織」化し、「保守派官僚」と勢力を二分するまでになったかについて述べる。「構造転換」を理解するうえで、こうした保健省の省内政治への着目が不可欠である。

第3章では、「農村医師官僚」の思想が「運動」となって国民にまで波及するとともに、2つの具体的な法律となって制度化していく局面を分析する。すなわち、疾病構造の変化、さらには WHO をはじめとする国際機関の影響、そして直接的には国民医療費の急増という要因を背景に、1980年代末以降、「農村医師官僚」の政策的関心はプライマリ・ヘルスケアからヘルス・プロモーションに移行した。ヘルス・プロモーションや「健康のための公共政策」の思想を保健医療分野におけるいわば憲法として定式化しようとしたのが「国民健康法」であり、それを運用するための法律が「国民健康保障法」であると指摘する。後者は30バーツ医療制度の根拠法でもある。

第4章では、30バーツ医療制度の確立を、保健省内における二大思想の一つである「地域保健医療の拡充重視路線」を掲げる「農村医師官僚」と、新しい統治システムを志向するタイ愛国党が「同盟」した結果であると捉える。保健省内には、「保守派官僚」が掲げる「医療の高度化推進路線」と、「農村医師官僚」が掲げる「地域保健医療の拡充重視路線」という2つの対立する思想が伝統的にあり、しばしば人事抗争に発展したという経緯があった。これを保健省の予算配分システムの視点から捉えなおすと、これまでは高度医療設備を持つ中核病院(病床数500以上)や一般病院(病床数150–500)に相対的に厚く予算配分される仕組みになっており、「保守派官僚」が掲げる「医療の高度化推進路線」に沿った形になっていた。これに対し、30バーツ医療制度導入の核心は、「農村医師官僚」がタイ愛国党と提携しながら、対象人口規模を算定根拠とする「人頭割配分制度(capitation)」を契機にこうした保健省内の資源配分システムを根本的に変え、より基層レベルのコミュニティ病院(病床数10–150)や保健所に資源が行き渡るよう組み替えようとした点であることを示す。すなわち、30バーツ医療制度は「財政」という政策手段を通じた改革であったことを示す。

　第5章の目的は、30バーツ医療制度を医療構造改革の文脈のなかに位置付けることである。すなわち、30バーツ医療制度が医療サービス供給を短期間で普遍化したものの(「医療の社会化」)、制度導入に際しては1人当たり人頭割予算の伸びが首相府予算局によって厳しく抑制されていた事実を指摘し、当初の同制度が①福祉国家的指向性と②医療構造改革的指向性の折衷様式であったことをまず示す。これに対し、タクシン首相の失脚後は「福祉国家」路線が優位に立ち、国民1人当たりの人頭割予算が比較的急速に増加したものの、財政的観点からみてサービスの量的拡大が必ずしも持続的でないとするならば、必然的に社会保障制度というパイ全体のなかでどのような配分を行うかという論点に帰着せざるをえないことを指摘したうえで、「農村医師官僚」が、①医療構造改革の実現(「公務員・国営企業労働者医療保障」の給付水準の削減を通じて)、これを大前提とした②ベーシック・ヒューマン・ニーズ(BHN)の保障と拡充、③農村地域医療・福祉の新たな枠組みの

第1章　本書の分析枠組

構築、を目標とする省庁間および政府間(中央と地方)の「政策ネットワーク」の維持強化を目指していたこと、そして実際にはその①の目的が必ずしも達成されなかったことを示す。

　第6章は、30バーツ医療制度の核心である、郡およびその下に位置するタムボン・レベルにおける地域医療・福祉制度改革に関して、保健・公衆衛生サービス(タムボン・レベル)の改革を、上位階梯の一般医療サービス(郡レベル)との連関性を念頭に置きつつ明らかにする。具体的には、地域医療・福祉制度改革の本質が、コミュニティ病院(郡レベルで一般医療サービスを提供)による、保健所(タムボン・レベルで保健・公衆衛生サービスを提供)の「統制」という志向性と、タムボン・レベルの保健・公衆衛生サービス供給の一部における「分権」志向、すなわち「自治」ないし「参加」の志向性という2つの側面にあり、これが「30バーツ医療制度」導入の前後における決定的な変化であると指摘したうえで、国民医療費抑制等の要請からくる「統制」的側面に検討を加える。具体的には、地域保健医療行政・財政の二元化を梃子とした、コミュニティ病院による保健所の「統制」、および国民健康保障事務局本部によるサービスの総量および内容に関する「統制」について考察する。

　第7章ではまず、国民医療費抑制とも一脈通じる、疾病予防・健康増進運動すなわちヘルス・プロモーション運動の持続性確保という要請からくる「分権」、つまり「自治」ないし「参加」的側面、およびそれを制度化する「タムボン健康基金」の機能を検討する。そのうえで、タムボン内部における第1次予防(成人・高齢者向け)と第3次予防については、財政面における「マッチング・ファンド」およびサービス供給面における住民「参加」ないし「自治」というかたちで、国民健康保障事務局が自治体・住民に応分の負担を求めていると捉える。さらに国民健康保障事務局が推進する「ナワッタガム(改良)運動」の先駆的実践例について考察したうえで、「統制」と「分権」の媒介項としての保健所の役割を検討する。

　最終章にあたる第8章は、これまでの議論を「排除された多数者」のための社会保障の東南アジア域内比較につなげていくための視点を提供し、今後の比較研究に向けていささかの貢献を果たすことを意図するものである。具体

的には、「排除された多数者」のための社会保障に関する構造的理解(4つのアクター)、およびステージ概念の導入といった2つの道具立てによって、東南アジアの社会保障を分析することが可能であることを示す。さらに、調整者としての国家の機能に着目する。長期的にみれば国家の再分配機能が低下するにしても、現段階における「排除された多数者」のための社会保障の、「福祉社会」に向けた「呼び水」的機能については事実をきちんと把握し、正当に評価しておく必要があると指摘する。

● 注

1) 30バーツ医療制度は、2001年2月に成立したタクシン政権のもとで導入されたが、2006年9月19日のクーデタで同政権が打倒され、これを機会に名称の由来となった診療1回当たり30バーツの手数料の徴収が廃止となったため、公的には30バーツ医療制度の名称が使用されなくなった。しかし、国民の間では依然として30バーツ医療制度の呼称が一般的であるため、本書でも引き続きこれを踏襲する。また、30バーツ医療制度は英語では universal coverage(UC)と呼ばれている。なお、日本語訳として「国民皆健康保険制度」を用いる場合があるが、厳密にいえば財源として租税方式を採用しているので「保険」という表現を用いると誤解を招く恐れがある。この制度は国民健康保障事務局(National Health Security Office, NHSO)が管轄しており、疾病の診断・治療(医療従事法に定める伝統医療を含む)、出産(2回以内)、入院患者向けの食費および室料、歯科治療、国家基本薬剤リストに沿った薬剤、医療機関間のリファーラル(送致)などのサービスがカバーされる。

2) タイでは、公務員・国営企業労働者医療保障(CSMBS)に加え、2002年に全民間事業所が社会保障基金(SSS、社会保険方式を採用)に強制加入となったことにより職域部門で皆保険が実現し、加えて2002年の30バーツ医療制度の導入により地域保険が確立し、ここに国民皆保険が実現されたとされる。

3) ただし、国際協力機構編のなかの、野沢論文「フィリピンにおけるSSN」は、インフォーマル・セクター向けの社会保障についてやや詳しく解説しており興味深い(野沢2003: 34-52)。

4) ただし、台湾との比較という視点からシンガポールが扱われているものの(上村2005)、同国は都市国家であり、東南アジアでは特殊事例といわざるを

えない。

5) この点について、狭義の東アジア諸国では「時間差」の議論がある。すなわち、日本をはじめとする東アジア諸国の社会保障の規模は先進 OECD 諸国のなかでは相対的に小さいが、経済発展が社会の変容（近代化）に先行し、社会の前近代性すなわちジェンダー化された家族や共同体機能、さらには雇用や企業福祉が最近まで国家福祉を代替してきたことがこうした福祉レジームの形成要因であるとしばしば指摘されている。このことは、政策当局に「日本型福祉社会」などといった伝統的価値や文化的遺制を政治利用する余地を与えてきた（河野 2007: 185）。また広井は、「『国家(state)』というものの基本的意味や、共同体ないしコモンズのあり方など、西洋的文脈で生成した『社会保障』あるいは『福祉国家』という概念をそのまま適用することの困難な固有の特徴をアジア諸地域は有している」とする一方で（広井 2007: 20）、とりわけ東南アジアでは、西洋的な意味での国家が存在しなかったところに、植民地からの独立という歴史プロセスのなかで国家が成立していった経緯があるし、共同体といっても、日本のような人工灌漑による稲作地域と、東南アジアでの自然灌漑による稲作地域では、集団の凝集性に違いが出てくるとし（広井 2007: 22）、アジア域内でも共同体の性格に違いがあり、これによって農村部における社会保障のあり方に差異が生まれてくる可能性を示唆している。

6) ただし後に指摘するように、タイでこの議論をする際、一足飛びに「福祉社会」の議論に入っていくことについては必ずしも賛成できない。

7) このロンもエイベル-スミスとともにタイの社会保障基金（SSS）の設立時に労働省のアドバイザーとなった。

8) 大泉はその後、「国家介入なき福祉戦略」（大泉 2008）という表現を用いている。

9) たしかに、タイの社会保障（とりわけサービス供給）における国家の比重はまだ大きくなく、先進国中でその比重の小ささが指摘される日本、韓国など狭義の東アジアに比べてもさらに限定的である。実際、2000 年代に入って国家の再分配機能を重視する「福祉国家」への志向をみせたタイですら、それは医療保障およびその関連分野が主であり、年金制度は確立していない。しかし、かといって「福祉社会」を強調しすぎると、タクシン首相失脚後の 30 バーツ医療制度における国民 1 人当たりの人頭割予算の増加や高齢者福祉の拡充といった「福祉国家」の拡大的傾向が過小評価されてしまう懸念がある。

10) 後に述べるように、30バーツ医療制度は医療費を一定の枠内に収める総枠予算制を採用するとともに、制度導入当初は1人当たりの人頭割予算（capitation）の伸びが首相府予算局によって厳格に管理されていた。一般的表現を用いれば、当初の30バーツ医療制度は「広く薄く」の制度であったといえるかもしれない。しかし、タクシン首相の失脚後は人頭割予算の増加傾向が顕著となった。
11) その意味で、現在の東南アジアにおける家族の福祉機能に関する実証研究の必要性があるが、その数は極めて少ない。
12) 同氏は2008年1月、肺がんのため55歳の若さで死去した。
13) ただし、2007年末に社会保障基金から私営病院が離脱しようとする動きがみられ、他方、同基金の被保険者のなかでも比較的所得の高い層は保険料を払いつつも、自由診療に流れている。国家による強制加入を廃止し、各自民間保険を選択させるべきとの声も一部にある。したがって、都市部の中間層においては国家がつくる社会保障に対する信頼が揺らぎ始めており、むしろ中間層のなかから医療市場におけるアメリカ化を求める動きがあることに注意しておく必要がある。
14) しかし、こうした「内部市場」における民営病院の参加が期待できるのは都市部に限定される。また制度全体としては、農民やインフォーマル・セクターが主たる対象者で、さらにこれに退職後のSSSやCSMBSの加入者が流入するという、いわば弱者滞留型の制度設計となっており、投入する予算（租税）が過少であると、「安かろう悪かろう」の制度として定着し、その結果農村部における非貧困層が制度の利用を回避し、事実上の無保険となってしまう可能性がある（医療の福祉化）。ここでも国家がつくる社会保障への不信が懸念される。したがって、極言すれば、タイの医療には都市部における「市場化した領域」と、農村部における「福祉化した領域」があり、いわば一国2モデルで説明する必要がある。

第2章
「人」と「組織」
──「農村医師官僚(モー・チョンナボット)」の形成──

はじめに

　疾病構造の時代的変化[1]、さらには WHO をはじめとする国際機関の政策の影響[2]を受けながら、タイの保健医療分野における政策的関心は1970年代末以降の「プライマリ・ヘルスケア」を経て、80年代後半以降には「健康増進」へと移っていった。第2章では、こうした政策的変化の過程で中心的な役割を果たしたアクターとして、これまでその存在があまり指摘されてこなかった保健省内の「農村医師官僚(モー・チョンナボット)」[3]に着目し、「プライマリ・ヘルスケア」の時代に、当時の国内政治状況を背景にしつつ誕生した彼ら(=「人」)が(第2節)、その後いかに自らを「組織」化しようとしたのかについて検討する(第3節)。それを受けて、彼らが「排除された多数者」のための社会保障(30バーツ医療制度)を根本で支えることになる健康システム改革をいかに「運動」にまで高めていったのかについては次章で検討する。

　本章は主として70年代末から80年代半ばにかけての「プライマリ・ヘルスケア」の時代を対象とするが、その前後の見通しをよくするために、まず第1節でタイの保健医療政策の展開を発展段階論的にレビューしておこう。

第1節　「国家医療」の3段階

　タイにおいて国家と国民は、医療制度を媒介にしてどのような関係性・ネットワークを進化させてきたのだろうか。30バーツ医療制度は、120年余り

表 2-1　国家医療の3段階

国家医療の段階	健康転換の段階	国家医療の性格変化	医療保障制度	NPOの参加
第1段階 19世紀末以降	第1段階 感染症	・3次医療中心、近代医療の普及は都市部に限定	・公務員医療保障制度	
第2段階 1960年代以降	第1段階 感染症	・第1次保健医療行政改革(1974)・地域医療重視派が主流化・プライマリ・ヘルスケアの重視(郡病院、保健所普及)	・低所得者医療扶助制度(1975)・健康カード計画(1983)	・薬基金、栄養基金、健康カード事業の設立に一部参加
第3段階 1980年代後半以降	第2段階 生活習慣病	・第2次保健医療行政改革(2002)・皆保険の達成・健康システム改革	・社会保障基金(1990)・30バーツ医療制度(2002)	・30バーツ医療制度の予防やリハビリ部分に参入可能となる

（出所）　筆者作成。

かけて形成された「国家医療」の現段階における到達点を示すものである。この「国家医療」の用語は、もともとヨーロッパ列強による帝国医療に対置するものとして考案されたが[4]、本書では保健医療サービス供給における政府部門の優位性を示す概念として使用している[5]。それでは、出発点としてのタイにおける国家の役割をどう考えればよいのだろうか。以下にみるように、少なくとも保健医療セクターに関する限り、岩崎(1998)におけるタイの評価、すなわち「社会中心」モデルを見直す必要があるのではないだろうか[6]。以下、120年にわたる国家医療の展開を3段階に分けて概観する（表2-1）。

[1]　「国家医療」の第1段階

1888年にタイで最初の恒久的官立病院としてシリラート病院[7]が設立され、これをきっかけに近代医療の制度化が始まった。中央レベルの施設治療および医学教育カリキュラムにおいて近代医療が主流化するなかで、伝統医療は徐々に周縁化していったが、地方では伝統医療がその後も残存した。

1918年に政府は内務省に保健局を設置するが、その初期の目的は主として感染症の予防であり、国家による医療(治療)サービスの供給という視点はまだ希薄であった。政府の予算規模が小さかったのがその一因なのだが、何よりも医療(治療)サービスはあくまでも地域固有の利益に属するものであり、医療機関の設置についていえば、第一義的には地方住民の自助努力すなわち自前による病院建設が重要で、国家の役割は側面的な支援にとどめるべきだとの考えが政府内に根強かったからである(Wichai 2002: 68)。しかしその後状況は一変し、治安政策としての国家医療が重要となり、医療が内務省に従属するようになるのである。すなわち、東南アジア大陸部において植民地主義の影響力が拡大した20世紀初頭から第2次世界大戦下にかけての「旗を揚げる(oat thong)」、すなわち国威発揚政策の一環として国家医療が拡充されたのである[8]。近代医療を基盤とした施設治療の地方普及が政策として打ち出されるのは1932年立憲革命直後の1934年のことであるが、ただし、これ

表2-2 コミュニティ・レベルにおける医療機関の発展過程

1913	保健医療機関として「薬房(osot sapha、osot sala や osot sathan ともいう)」が数県で設置される。
1932	「薬房」が「保健施設(suk sala)」に改名される。その後、都市の人口集中地区に医師が派遣されるようになり、このような保健施設を「第1級保健施設(suk sala chan nueng)」と呼んだ。農村部における医師のいない保健施設を「第2級保健施設(suk sala chan song)」と呼ぶようになる。
1942	保健省の設置とともに、「第1級保健施設」が医療局に移管される。
1952	「第2級保健施設」が「第2級保健所(sathani anamai chan song)」となる。
1954	「第1級保健施設」が「第1級保健所(sathani anamai chan nueng)」となる。この年に「助産所(samnak-ngan phadungkhan)」ができる。
1972	「第1級保健所」が「農村保健医療センター(sun kan phaet anamai chonnabot)」となり、また「第2級保健所」が「保健所(sathani anamai)」となる。
1974	「農村保健医療センター」が「保健医療センター(sun kan phaet lae anamai)」となる。
1975	「保健医療センター」が「郡病院(rongphayaban amphoe)」となる。
1982	1,400か所あった「助産所」が「保健所」に改組される。
1982	「郡病院」が「コミュニティ病院(rongphayaban chumchon)」に改称される。
1992	「保健所開発の10年(1992-2001年)」が始まる。

(出所) 各種資料をもとに筆者作成。

は県レベルに限定された[9]。農村部では「第2級保健施設(suk sala chan song)」を設置する方針が出されたが、建設にあたって政府は費用の半分のみを負担することとなっていたため、ほとんど普及しなかった(**表2-2**)。農村部に近代医療が本格的に普及するようになるのは1970年代に入ってからのことである。内務省保健局が保健省として独立したのは、戦時体制にあって多産が奨励された1942年のことである。

②「国家医療」の第2段階

1960年代に入ると感染症対策において住民参加が推進され、70年代には草の根レベルでの保健医療施設の充実が本格化する。1974年に保健省の機構改革が行われ、それ以前は地域医療における「予防」サービス提供機関(保健所)が保健局、「治療」サービス提供機関が医療局の管轄下にあったが、これを境に両者の監督機能が次官室の下に一元化された。1975年頃には、次官室地方保健課管轄の保健所と、次官室地方病院課管轄で高度医療設備を持つ一般病院や中核病院とをつなぐ機能を果たすことになる郡レベルの病院設置が本格的に開始される(Wiphut and others 2000: 80)。実際上は、同年に多くの「保健医療センター(sun kan phaet lae anamai)」が「郡病院(rongphayaban amphoe)」に格上げされ、1982年頃を境にこの郡病院は「コミュニティ病院(rongphayaban chumchon)」と呼ばれるようになる。

他方、1978年のWHOのアルマアタ宣言以降、草の根レベルで最低限の保健医療サービスを保障しようとする「プライマリ・ヘルスケア(satharanasuk munthan)」[10]の考え方が一般化し、内務省とも連携をとりながら、コミュニティ・レベルでの保健医療行政が整備された。郡の下の行政単位であるタムボン・レベルに位置する保健所も徐々に拡充されるようになったし、保健所の活動を住民の側から支援する「保健ボランティア(O.So.Mo.)」が育成され、ボランティア1人が5～10世帯を担当した。タイは、保健ボランティアの育成に極めて熱心であるなどプライマリ・ヘルスケアを最も徹底して実践する国というWHOの高い評価を得たし[11]、さらにこの保健ボランティアの仕組みは内務省によるチュムチョン(コミュニティ)育成の際の足場とさえなっ

た[12)]。「健康転換」の第2段階で現れる健康システム改革において、局長以上級として主導的な役割を果たすことになる「農村医師官僚」たちは、この時期、農村地域医療の最前線にいた[13)]。

1960年代から1980年代初頭までについては、反共政策の一環としての国家医療という側面にも着目しておく必要がある[14)]。タイでは1968年以降、世界的にも類まれな、国家による医師の強制的官僚化[15)]を通じて農村部における医療サービスを拡充した。フーコーが指摘した、国家医学の原初的形態としての18世紀初期ドイツの国家医療管理（フーコー 2000: 281-286）よりもある意味集権的であったといえるかもしれない。

3 「国家医療」の第3段階

これに対し、慢性疾患（生活習慣病）の増加に伴い、1980年代の後半以降医療費の増大が顕著になってきた（健康転換でいえば第2段階）。保健省は、増大する医療費に危機感を抱き、施設（病院）治療偏重の保健行政を改め、地域コミュニティ・レベルにおける予防やメンタル面も含めた全人的保健医療を志向する。80年代末にWHOが提唱したこの「健康増進」の考え方をもとに、健康システム改革[16)]に向けた知的枠組みが90年代に入って準備されることになったのだが、「組織」面では1992年設立の保健省の附置研究所である「保健システム研究所」が、また「人」の側面ではタイ医師会でも主要勢力を形成した保健省内の「農村医師官僚」がその中心的役割を果たした。冒頭で述べたように、健康システム改革は30バーツ医療制度を下から支える役割を果たした。

この健康システム改革の考え方を法律の形で表現したのが、第2次チュアン政権下（97年11月～2001年1月）で準備され、2002年に法案化された「国民健康法案」[17)]である。そして「国民健康法案」の策定を推進したのがこの「保健システム研究所」である。田辺繁治によれば、「プライマリ・ヘルスケア」が中央集権的な統治ネットワークを活用したのに対し、「健康増進」およびその具体的表現である「国民健康法案」は、90年代末以降に現れる市民組織の政治・行政参加の活発化を背景としており、これは「保健医療と統治の

新たな結合の様式の模索」であった(田辺 2006: 374-376)。

　さらに 97 年の経済危機後、政府の基本政策であった地方分権と軌を一にしながら、保健行政でも病院経営の地方自治体への委譲などの分権化が志向された[18]。「地域健康委員会(Ko.So.Pho.)」[19] の構想はこうした流れのなかで形成された。また、予算執行面での制度改正により NPO 等の民間組織への資金配分が可能になったのもこの時期に入ってからである。さらに保健省は、自生的に各地に発生していた民間組織や伝統医療技能保持者などを、地域保健医療における、さらには医療費削減における重要な要素＝「社会関係資本(thun thang sangkhom)」として再規定し、そのデータベース化やネットワーク化を開始した。自生的な民間組織に行政が乗っかったという見方ができるかもしれない。こうした 90 年代末の動きに対し、第 6 章および第 7 章で述べるように、30 バーツ医療制度のもとでは財政面で地方分権化に一定の規制が加えられる一方、予防やリハビリの部分への住民や NPO の参入が制度的に可能となった。

　タイは 2001 年に高齢化社会に入り、その後 20 年ほどで高齢社会にいたるものとみられている。一般的に、「健康転換」の考え方からすれば、人口の高齢化とともに今後は「老人性疾患」が問題となり(健康転換の第 3 段階)、制度面における「医療」から「福祉」、あるいは「施設(病院)」から「在宅(コミュニティ)」への転換が必要となる。タイでは家族による老人扶養が依然機能しているものの、他方で徐々に核家族化が進展している。タイは健康転換の第 2 段階(国家医療の第 3 段階)で 30 バーツ医療制度の導入を完了し、「福祉国家」的志向を強めたが、その一方でタイ型「福祉社会」も同時に目指しているといえ、地域保健医療においていかなる 3 者(行政・コミュニティ・家族)関係を構築していくかが問われている。

第2節 「人」
──「農村医師官僚」の形成──

1 1970年代初頭における保健医療行政理念の変化と機構改革

　1942年3月10日付けの勅令によって保健省が誕生したが、その後30年近くを経た1970年になって、保健行政理念上の変化を背景とした機構改革の動きが現れる。草の根レベルにおける、伝染病対策や家族計画といった個別プロジェクトを基本とした行政から、統合的な保健医療行政への転換である。その一環として行政機構改革が日程に上ってくる。以下、『保健省40年史 1942-82』によって簡単にその経緯をたどってみよう（Krasuang satharanasuk 1982: 277-309）。

　従前は、地方レベルの保健医療サービスについては、組織ラインが機能別に縦割りになっていた。すなわち、医療機能（県・郡レベルの病院）は医療局（krom kanphaet）の、予防機能（県保健事務所、郡保健事務所、第1級保健所、第2級保健所、助産事務所）は保健局（krom anamai）の傘下にあり、相互の連絡調整はほとんどなかった。他方、保健省内では治療・予防・健康増進の三者の相互調整とバランスのとれた発展が必要との認識から、1970年になってタノーム首相の行政規律顧問委員会に対し、省組織の改革について助言を求めた。それまで政策上の重点が予防、健康増進よりも治療に偏重していたからである。その結果3つの案が出された。①従前の組織を踏襲する案、②保健サービス局を新設し、その傘下に地方レベルの医療サービス（病院）と保健サービス（保健所）の双方を配置する案、③地方の医療サービスと保健サービスを次官室直属とし、各地方（県）の保健、医療サービス双方を新設ポストである「保健監督官（satharanasuk changwat）」に統括させる案、の3つであった。3つのモデルに対する保健省上層部の意見は分かれた。予防、健康増進分野を背景に持つグループは②を支持し、治療分野を背景に持つグループは②と③に反対し、結局結論は出なかった。さらに71年11月のクーデタ後に設置された新行政規律顧問委員会は、先の②案すなわち保健サービス局を新

図2-1 保健省組織図

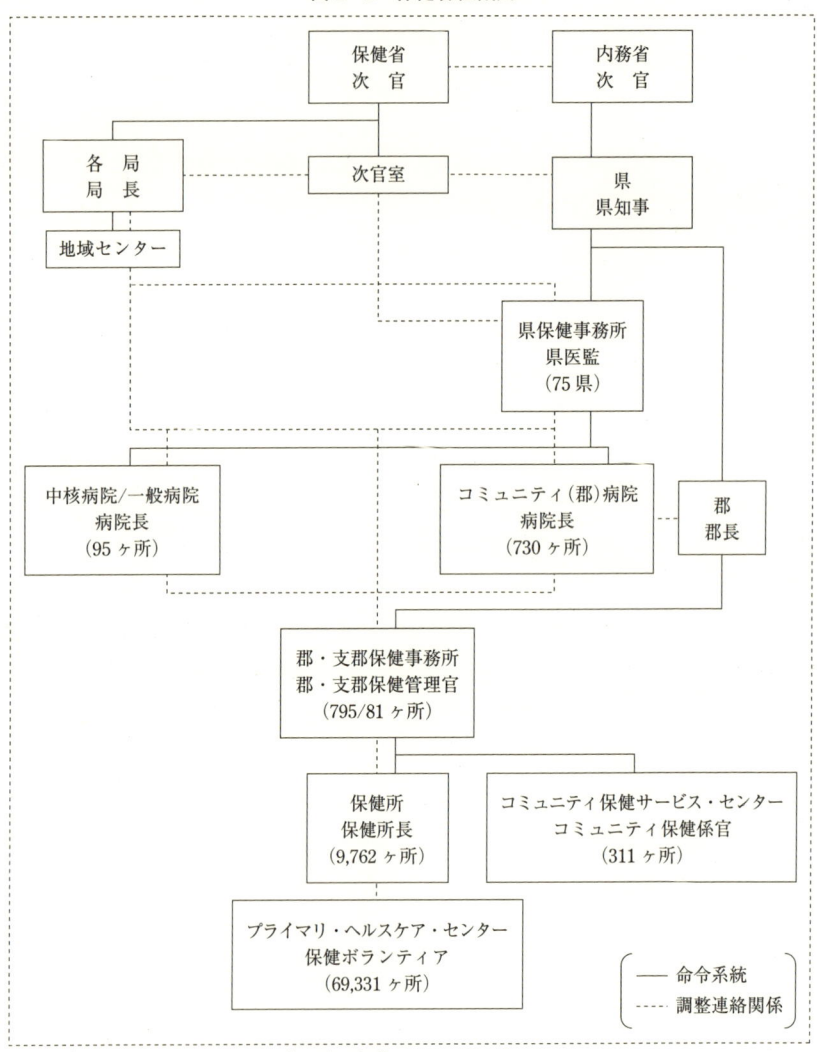

```
                    ┌──────────┐     ┌──────────┐
                    │ 保健省    │┄┄┄┄│ 内務省    │
                    │ 次 官    │     │ 次 官    │
                    └──────────┘     └──────────┘
          ┌──────────────┬──────────────┐     │
    ┌──────────┐   ┌──────────┐   ┌──────────┐
    │ 各 局    │┄┄┄│ 次官室   │┄┄┄│ 県       │
    │ 局 長    │   └──────────┘   │ 県知事   │
    └──────────┘                  └──────────┘
    ┌──────────┐                        │
    │地域センター│                       │
    └──────────┘                        │
                              ┌──────────────┐
                              │ 県保健事務所  │
                              │ 県医監       │
                              │ (75県)       │
                              └──────────────┘
    ┌──────────────┐         ┌──────────────┐  ┌──────┐
    │中核病院/一般病院│         │コミュニティ(郡)病院│  │ 郡   │
    │ 病院長       │         │ 病院長       │  │ 郡長 │
    │ (95ヶ所)     │         │ (730ヶ所)    │  └──────┘
    └──────────────┘         └──────────────┘
                    ┌──────────────────┐
                    │ 郡・支郡保健事務所 │
                    │ 郡・支郡保健管理官 │
                    │ (795/81ヶ所)      │
                    └──────────────────┘
            ┌──────────────┐  ┌────────────────────┐
            │ 保健所       │  │コミュニティ保健サービス・センター│
            │ 保健所長     │  │コミュニティ保健係官 │
            │ (9,762ヶ所)  │  │ (311ヶ所)          │
            └──────────────┘  └────────────────────┘
    ┌──────────────────────┐
    │プライマリ・ヘルスケア・センター│
    │ 保健ボランティア       │       ── 命令系統
    │ (69,331ヶ所)          │       ┄┄ 調整連絡関係
    └──────────────────────┘
```

(出所) Krasuang satharanasuk(2001)に加筆。

設し、地方レベルの保健医療サービスを一括してその傘下に置く案を採用し、これが局長会議に提出されたが、県保健監督官の資格が保健学修士以上に限定されたことに対し、省内主流派である医療局が強硬に反対した。翌72年9月になって革命団は、医療局と保健局の統合に対する強い意志を示し、実質的には医療局による保健局の吸収合併という形での統合が断行された。こうしてできた医療保健局は、一局で省全体の予算支出の92.5％を扱い、職員数でみると全体の94.7％を占めるという歪な構造ができあがってしまった。72年の機構改革は省内の政争の結果であり、当初の理念とは裏腹に、医療ラインと保健ラインとの間に深い亀裂を残したといえよう。

　しかしその後1973年10月になって、いわゆる学生革命が起こり、再び行政機構の改編が浮上することになる。11月になって保健大臣は新たな委員会を設置、同委員会は3つの案を提出し、これをもとに局長以上級会議で議論した結果、地方（県以下）レベルの保健および医療サービスを次官直属とし、県レベルにあっては「医監（nai phaet yai）」が両サービスを統括するという方向でまとまった。タイ医学生センターや、当時家庭医の育成に熱心であったマヒドン大学医学部ラーマーティボディー校の医師らもこれに賛成した。この案をもとに法案が作成され、74年8月に立法議会で「保健省組織改革法」が成立した。これが現行の組織の原型となっている（図2‐1）。

　このように、70年代半ばに起こった保健省の機構改革によって、医療局と保健局の間で分散していた医療サービスと保健サービスに関する指揮監督権限が保健次官に一元化された。すなわち組織上は保健医療行政における集権化の度合いが高まったことになる。しかしこの対立は、医療の高度化を理想とする「保守派官僚」と地域保健医療の拡充を理念とする「農村医師官僚」の対立としてその後も温存され、後者の相対的優位が30バーツ医療制度の制度構造を決定したのである。

2　「プライマリ・ヘルスケア」と「農村医師官僚」の形成

　こうした組織改革を経て、1970年代末に「プライマリ・ヘルスケア」が保健医療行政の中核に据えられる。WHOの政策を背景に、省内の保健ライン

が政策的主流に転換したのである。まず1979年7月の閣議了承を経て、8月30日、保健省令315/2522号によって「プライマリ・ヘルスケア委員会」が設置され、80年12月になって事業の運営や、内務省、国家農村開発委員会、民間組織などの関連機関との調整を行う、課と同格の「プライマリ・ヘルスケア委員会事務局」が次官室内に立ち上げられた。さらに「プライマリ・ヘルスケア開発研修センター」が国内4か所、すなわちナコーンサワン、チョンブリー、コンケン、ナコーンシータマラートに設けられた。1982年10月には、保健省令459/2525によって「国家プライマリ・ヘルスケア委員会」に名称が変更された(Thienchai 1988: 73)。

1978年のアルマアタ宣言以降本格化したタイのプライマリ・ヘルスケアの核心は、「保健通信員(Pho.So.So.)」と「保健ボランティア(O.So.Mo.)」を行政・住民間の媒体としつつ地域保健における住民参加を促進することであるが、「保健通信員」と「保健ボランティア」の役割は7つあった。①村落内での衛生教育、②感染症の予防と監視、③衛生的な環境の整備(トイレの普及や清潔な飲料水の供給)、④栄養、食事指導、⑤母子保健、家族計画、⑥ごく基礎的な治療行為、⑦薬基金の設置(参加は任意)である(Krasuang satharanasuk 1982: 164-165)。他方、行政の役割については7つの項目があった。①中央、県、郡およびタムボンの各レベルの指導員(khru fuek)に対して、政策理念とカリキュラムの正しい実施方法を伝達すること、②村落および都市部のスラム内で「保健通信員」と「保健ボランティア」を選出し、研修を受けさせること、③遠隔地の村落内で「薬組合(sahakon ya)」を設置するとともに、薬の供給体制を整備すること、④「保健通信員」と「保健ボランティア」が村落内の保健ニーズについて独自にデータ収集し、改善計画を立てられるよう指導すること、⑤必要な機材を提供すること、⑥プライマリ・ヘルスケアに関する学校教育を整備すること、⑦保健サービスを、農村開発、教育、コミュニティ開発などと融合すること、の7つである(Krasuang satharanasuk 1982: 522-523)。

ただし、プライマリ・ヘルスケアの運動がこの時期に初めて開始されたのかといえば、そうではない。実はその実施にあたっての組織的資源はすでにある程度形成されていたのである。すなわち、1964年12月の閣議決定によ

り開始される「マラリア撲滅計画」で育成された住民ボランティアは1975年時点で7〜8,000人おり、プライマリ・ヘルスケア計画開始時点でその半分は依然活動していた。また1966年から69年にかけて保健行政における住民参加を意図してピッサヌローク県ワットボート郡で実施されたパイロット・プロジェクトと、1968年から71年にかけてチェンマイ県サーラピー郡で実施されたパイロット・プロジェクトでは、15戸に1人の割合で「通信員」が置かれ、住民の生死、出産、感染症等の状況報告を行ったし、「保健ボランティア」が保健衛生指導を行った。ただし、とりわけ疾病予防サービスの普及において効果が得られなかったという(Krasuang satharanasuk 1982: 518)。また、1973年前後にマヒドン大学の社会人口研究所が実施した家族計画普及プロジェクトなどにおいても保健ボランティアが活用された(Thienchai 1988: 67-68)。さらに1972年以降、先のピッサヌロークとチェンマイの両県でのプロジェクトに続いて、ナコーンラーチャシーマー県ノーンタイ郡、チェンマイ県サムーン郡、ソンクラー県チャナ郡などを対象に多くの後継プロジェクトが実施されたのである。

　冒頭で述べたように、1975年頃から郡病院の建設が本格化するが、たとえば1980年度時点で郡病院に配分された予算は保健省全体の4.5％に過ぎなかった(Sa-nguan and others 2005: 158)。1982年以前において、郡病院で正規の予算処置がとられた職種は医師のみで、保健衛生関連の職種、歯科医師、薬剤師については臨時職員の身分しか認められていなかった。さらに、今からおよそ30年前の農村部における医療機関の普及率を参照すると、その数値は驚くほど低い。1978年の保健省の報告書によれば、当時の全国637の郡のうち、病院ないし保健所を持っているのは255か所、5,465のタムボンのうち保健所を持っているのは500か所、49,357のムーバーンのうち助産所を持っているのは1,450か所に過ぎなかった。医療サービスの受診状況についてみると、疾病時に医療機関で受診したのは26％に過ぎず、51％が薬局で購入した薬の服用のみ、残りは伝統医療に依存していた。

　こうした状況下で地域医療に従事した「農村医師官僚」の草分け的存在で、マヒドン大学出身であるウィチャイ・チョークウィワット医師[20]の昇進プ

ロセスをモデル・ケースとしてみておこう。ウィチャイ・チョークウィワット医師はマヒドン大学医学部の卒業生で、1970年にナコーンラーチャシーマー県でインターン研修をし、1973年に保健省に入省している。マハーサーラカーム県パヤッカプームピサイ病院長在任中の1976年10月にクーデタが発生し、当時東北タイで活動していた学生活動家を幇助した疑いでウィチャイ医師は1ヶ月間拘留された。その後ナコーンパトム県のサームプラーン病院長に転任している。以下、同医師の昇進プロセスを挙げておく。

> マヒドン大学医学部、チューレーン大学(米)医学部卒業。1973年保健省入省。マハーサーラカーム県パヤッカプームピサイ郡病院長、ナコーンパトム県のサームプラーン郡病院長、ナコーンパトム県医監、スパンブリー県医監、保健省次官室伝染病学課課長、保健省次官室情報システム特別専門家、保健省次官室保健特別専門家、保健省次官室伝染病対策室次長、保健省次官室伝染病対策室防疫医学上級アドバイザー、保健省監査官、薬事食品委員会事務局長、タイ式医療代替医療開発局長。

さらにこのウィチャイ医師に続く世代が、東北農村において新たな実践を開始する。医師と臨時の職員がチームを組み、村を巡回するという「ヘルス・チーム」であり、そのモデル病院となったのがシーサケート県ラーシーサライ郡病院である。同病院の勤務医が、マヒドン大学学生連盟の最後の委員長(1976年)で、後に国民健康保障事務局の事務局長となるサグアン・ニッタヤーラムポン医師であった。サグアンはアルマアタ宣言が出た1978年に同病院に赴任している。ヘルス・チームが村に入って保健ボランティアやNGOと協力しながら最初に行うのが、当時の保健省の重要政策の1つであった「薬基金(kongthun ya)」や「栄養基金(kongthun phochanakan)」の設立・組織化であった。さらに彼らの活動は村内における「米銀行」や「水牛銀行」の組織化にまで発展した(Sa-nguan and others 2005: 160–169)。すなわち、「プライマリ・ヘルスケア」が「農村開発」へと接近していったのである。その結果、1978年から1990年までに新設された基金の数は、村落医薬品組合が33,602、

栄養基金が 25,450、衛生基金が 21,367 であった。

　一方、1982 年度にプライマリ・ヘルスケア運動および内務省の「住民基礎的ニーズ (Cho.Po.Tho.)」[21] すなわちベーシック・ヒューマン・ニーズ調査の試験実施県に指定された東北タイのナコーンラーチャシーマー県では、郡病院勤務医が開発過程で重要な役割を果たした。第 3 章で詳しく触れることになる保健システム研究所の初代所長となるソムサック・チュンハラット医師がプラターイ郡病院、サグアン・ニッタヤーラムポン医師 (マヒドン大学ラーマーティボディ校出身) がブアヤイ郡病院、ソムチャイ・シリガノックウィライ医師 (マヒドン大学シリラート校出身) がチュムプアン郡病院、サムルーン・イェーングラトーク医師 (マヒドン大学ラーマーティボディ校出身) がスーンヌーン郡病院に勤務し、4 人はそのタイ語の頭文字をとって「4 人のソー」と呼ばれていた。コミュニティ内における彼らの実践活動・知識は、当時共産主義対策に頭を悩ませていた内務省からは重宝がられ、当時同県の副知事をしていたサワイ・プラーマニーは、中央から派遣された郡長の研修に彼らを講師として招いた (Sa-nguan and others 2005: 185)。以上のように、保健官僚自身が入省直後、郡病院勤務医として政治的にセンシティヴな環境下で地域医療を実践するという経験が、タイの保健医療行政の形成と実施を性格付けるひとつの固有要因をなしているといえるのかもしれない。

　そこで 70 年代後半に起こった保健医療における変化についてその評価を示しておこう。70 年代後半は、国家医療に関する先の図式でいえば第 2 段階に相当するが、第 1 段階と第 2 段階を区別する最も重要なポイントは、保健官僚による対象の認識の仕方における変化である。すなわち感染症対策としての匿名の「集団」から、保健医療サービスを提供すべき「個人」という認識上の変化である。もちろんこうした「個人」の発見は、官僚が農村部に直接入って常駐することによって初めて可能となった。1975 年に導入された「低所得者医療扶助制度」も同じ論理で説明できる。これは、政府が国立医療機関に予算を配分し、月収の総額が 1,000 バーツ以下の家庭に対して無償で医療サービスを提供するものであったが、病院側が直接患者に面接してミーンズ・テスト (資力調査) を行ったのである。

こうした「個人」の発見は、この時期における先述のベーシック・ヒューマン・ニーズ（BHN ないし Cho.Po.Tho.）概念の普及についてもいえる。タイでは国家経済社会開発庁（NESDB）が 1982 年に初めて BHN を導入し、さらに 1985 年 8 月 20 日の閣議は翌 86 年 12 月までを「国民の生活質向上年（Pi ronarong chiwit khong prachachaon haeng chat : Po.Ro.Cho.）」と定め、8 カテゴリー 32 項目からなる指標を用いて国民生活の質の向上を把握することとした。さらに国家農村開発委員会（Ko.Cho.Cho.）は 89 年 9 月 15 日、内務省コミュニティ開発局に 90 年以降毎年この BHN 調査を農村部で実施させること[22]、さらに 5 年ごとに指標を改定することを定め、現在にいたっている[23]。

　こうしたプロセスで、各省の関連下位組織がインフォーマルかつ横断的な政策対話ネットワークを形成していたことが注目される。たとえば 1986 年にプラウェート・ワシー医師を中心に結成された「サームプラーン・グループ」がその一例である。月 1 回ナコーンパトム県サームプラーン郡に集まって関係者が意見交換をすることからこの名前が付けられたが、初期においては開発アプローチをめぐって活発な議論が交わされた。内務省、国家経済社会開発庁、保健省など省庁横断的なイシューとして議論されたのが、このベーシック・ヒューマン・ニーズ（BHN）であった[24]。

　その一方で、保健官僚にみえていなかった「個人」の側面があったこともまた事実である。たとえば、比較的広範に薬基金等の基金が普及したが、その効果の点では評価が分かれる。1 つは組織形成における内発性の問題である。いくつかの実証研究によると、少なからぬ基金が郡レベルの保健省の役人の強い要請によって設置にいたったもので、必ずしも内発的な運動ではなかったという。住民の側から保健ボランティアが設置に関わるケースがほとんどであったが、これも役人からの要請によるものであったという。もう 1 つは、国民の、国家あるいはもっというと近代医療への依存度を高め、ひいては医療費の増加につながったという点である。この点は、保健省自身が認めるところである。すなわち、プライマリ・ヘルスケアの理念の 1 つは住民による健康の自立的獲得であるが、薬剤や医療機器の外国依存度は依然として高く、基金の普及を通じて薬剤の利用が容易になればなるほど医療費は急増したの

である。一般的に、プライマリ・ヘルスケアの評価については、広報、教育などその普及時における政府支出の増加という直接的影響に注目する場合が多いが、実はこうした医療費の増加という副次的な影響に着目する必要があろう。

3 「プライマリ・ヘルスケア」の進展

保健省は1983年3月、「母子保健開発基金計画(khrongkan kongthun phatthana anamai mae lae dek)」と称する計画を7県(コンケン、ラムプーン、ローイエット、ナコーンサワン、ペッブリー、ラーチャブリー、ソンクラー)の8タムボン・18村で試験的に開始する[25]。この計画がタイの保健医療政策上なぜ重要かというと、ある意味これが「健康転換」の第1期から第2期への政策的・制度的つなぎとしての機能を持っていたからである。すなわち、プライマリ・ヘルスケアの段階から現在の30バーツ医療制度ないしは皆保険制度の段階への政策的・制度的つなぎの役割を果たしたのである。

村落(muban)レベルで設立されるこの基金は、プライマリ・ヘルスケア政策の受け皿として設立され、コミュニティ住民組織による基金の設立を通じた自助的な保健活動の可能性を試すものであった。具体的には、住民が一定金額で健康カードを購入し、一定期間病院治療ないし母子健康サービスを回数の制限なしに受けることができるというものであった。しかし翌84年になって、基金の重点が母子健康サービスから病院治療に移行するとともに、受診回数や1回当たりの診療費上限の制限など、基金の採算性が重視されるようになった。また、保健医療サービス機関(保健所、郡病院、中核病院および一般病院)の採算性、すなわち治療費総額と各基金から受け取る分担金の間のバランスが意識されるようになった。さらに「第6次保健開発計画(phaen phatthana satharanasuk raya thi 6) 1987-1991」の策定プロセスにおいて、保健省はこの「健康カード計画」を構成する基金を村落レベルから郡ないし県レベルに拡大することによって安定化させ、将来的には任意健康保険に発展させることが可能であると考え始め(Thienchai 1988: 87)、さらに政府も1986年8月の国会で、健康カード計画を拡大して農村地域の70%をカバーさせ

ることを通じて、これを任意健康保険に発展させたい旨表明した（Thienchai 1988: 81）。80年代末から健康カード計画への加入者数が減少し始めるが、公的扶助としての「低所得者医療扶助（kan songkhro phu mi raidai noi）」制度の普及や次官レベルにおける同計画の優先度が低下したこと、などがその理由として挙げられている（Thienchai 1988: 88）。その後「健康カード」の普及率は、96年の時点で全人口の13.2％にまで回復した（91年時で1.4％）（NSO 1996）。

この背景には、第1に「健康カード計画」および「低所得者医療扶助制度」を統括する組織が新設されたことと、何よりも第2に、保健省すなわち政府が予算を投入し始めた点が挙げられよう。すなわち社会保障基金が設置された翌年の1991年に、保健省では次官室健康保険事務局が設置された。設置を決断したのはアモーン・ノンタスット次官であった。もともと「健康カード計画」は、「2000年までに万人の健康保障を（Health for All 2000）」というプライマリ・ヘルスケアの目標を具体化する制度としてアモーン次官の発案によって着手されたものであったが、普及率が芳しくなかったため、実施組織を次官室レベルに格上げするとともに、税を投入することで制度の拡充を図ろうとしたのである。すなわち、1家族当たり年間500バーツを支払って購入する「健康カード」1枚に対し、政府が500バーツの予算を投入することになったのである（Sa-nguan 2005: 71）。そして、この健康保険事務局の初代事務局長になったのが、サグアン・ニッタヤーラムポン医師であった。後述するように、当時サグアンはEUと共同で、30バーツ医療制度の孵卵器の機能を果たしたアユタヤー計画を手掛けていたが、これと「健康カード計画」および「低所得者医療扶助制度」を統合するための足場を得たことになる。

1990年代初頭の福祉国家的な動きについては、給与所得者向けの社会保障基金のみに目が行きがちだが、実は農民向けの地域保険を拡充する動きもあったわけで、一連の動きの内的連関に着目する必要があろう。そしてこの福祉国家に向けた実務レベルにおける政策的ネットワークの中心にあった人物がサグアン・ニッタヤーラムポン医師であったといえよう。

一方、1980年代前半において地方レベルにおける保健行政能力および制度が一定の進歩をみせたことは特筆すべきであろう。すなわち村落レベルで

の保健活動が確立し始める一方、郡レベルでは1983年2月に「郡保健開発委員会(khanakammakan phatthana satharanasuk radap amphoe: Ko.Pho.So.O.)」[26]が設置され、さらにこれが「郡保健調整委員会(khana kammakan prasan ngan satharanasuk radap amphoe: Kho.Po.So.O.)」に発展した。そしてこれに郡保健事務所、郡病院、保健所の間の横断的調整機関の役割が付与されたのである。制度上、郡病院は県保健事務所の、各保健所を統括する郡保健事務所は郡長の管理下にあり、プライマリ・ヘルスケアの実施にあたっては両者の調整が不可欠であったのである。すなわち「健康カード計画」では、村落内の薬基金の利用で病気が回復しなければ保健所に、保健所で処置しきれない場合は郡病院に患者を送るというシステムが採用されたが、こうした移送体系は関係機関の相互調整なしには効率的な運営を期待できないのである。しかしながら、保健所の治療レベルに対する信頼の欠如から、こうした移送体系が必ずしも機能しないことが少なからずあったことも確かである。他方、「郡保健調整委員会」が「健康カード」の基金を運営するケースもあった。保健行政における地方分権の受け皿として考えられた「地域健康委員会(Ko.So.Pho.)」(後述)や30バーツ医療制度の運営機関として機能している「1次医療契約ユニット(CUP)」の発想の源泉がここにみてとれる。

　このように、プライマリ・ヘルスケアに保険的要素が加わり、健康転換の第2期へと政策的な橋渡しがなされるうえで重要な役割を果たしたのが、87年から88年にかけてプライマリ・ヘルスケア事務局の次長として包括的政策立案にあたっていたサグアン・ニッタヤーラムポン医師であった。

第3節　「農村医師官僚」による保健医療改革に向けた「組織」の形成

1　「農村医師財団」の設立と保健医療改革におけるその意義

　1982年に「農村医師官僚」は「農村医師財団(munnithi phaet chonnabot)」を結成するが、タイの保健医療改革における同財団の意義は以下の3点に要約されるであろう。すなわち、①政策としてのプライマリ・ヘルスケアを補完し、それに実体を与えた点、②1980年代後半に本格化する保健省傘下における

アドボカシー型「財団（munnithi）」設置のモデルとなった点、③「健康転換」の第2期すなわち1980年代後半以降における保健医療改革を主導するアクターの人的資源となった点、の3点である。

　そこで簡単に同財団結成の経緯を概観しておこう。1970年代末に「農村医師官僚」を中心とする同クラブが活動を始めて2年経った頃、活動の社会的正当性を確保すべく政府公認の組織を結成すべきとの意見が大勢を占めるようになった。これには、プレーム政権下の保健大臣セーム・プリンプアンゲーオ医師、後に保健省次官となるパイロート・ニンサーノン医師、プラウェート・ワシー医師、プリーチャー・ディーサワット医師らの助言もあったといわれている。これを受けて1980年の末、ナコーンラーチャシーマー県パックトンチャイ郡ラムプラプルーン・ダムで行われた東北農村医師クラブの会議で「農村医師財団」を結成する旨で合意し、同クラブ会長のマーニット・プラパンシンに財団設立の調整を委ねることとした。当時、財団設立には10万バーツの登録資本金が必要とされたが、元マヒドン大学医学部シリラート校教授で女医のチンダーパー・サーヤンウィッガシットがこの資金を捻出した。その結果1982年3月、セーム・プリンプアンゲーオ医師を会長、マーニット・プラパンシン医師を事務局長とした、12人の理事からなる「農村医師財団」が発足した。1985年にマーニットがチェンマイ大学に赴任することになり、代わって後に保健省副次官となるスウィット・ウィブーンポンプラサート医師が事務局長となった[27]。

　同財団の活動を観察すると、郡病院を核とするコミュニティ形成を志向していたことが分かるが、これはプライマリ・ヘルスケア政策の1つの核心であるし、「郡保健調整委員会」が目指したものでもあった。財団の活動は、郡病院医師人名録の作成販売、僻地の郡病院運営および医師・病院職員・その家族のための援助資金集め、さらには郡病院の研究支援にまで及んだ。全米医師会からの援助を受けつつ、農村医師クラブやタイ医師協会と共同で母子保健開発プロジェクトを実施し、「母子保健開発基金計画」を補完した。1984年には理事がさらに3人増え、後に疾病対策局長となる先述のウィチャイ・チョークウィワット医師、保健システム研究所長となる前述のソムサック・

チュンハラット医師、国民健康システム改革事務局長となるアムポン・チンダーワッタナ医師が理事に加わった。1989年には、財団理事の改選が実施され、その後スウィット医師の跡を継いで財団事務局長となるサグアン・ニッタヤーラムポン医師や、市民社会運動の推進者として知られ、後に保健省の保健分野地方分権支援開発事務局長となるチューチャイ・スッパウォン医師らが新理事に任命され、この時期財団は最も活発化した。1994年以降セームに代わってパイロート・ニンサーノン医師が会長となったが、この頃から保健省の民間組織向け援助資金を受け取ることが可能となり、財団運営は安定化した。財団事務局は保健省次官室の「保健政策計画事務局(So.No.Pho.)」内にある[28]。

保健省関連の財団設立における特徴としては、さらに「官僚自身」がアドボカシー型の「財団」を設立するケースが多いことが指摘できる。「農村医師財団」に続く一例としては、たとえば「国家保健財団」がある。すなわちパイロート・ニンサーノン医師が保健省次官であった1987年、プラウェート・ワシー医師や「農村医師官僚」が、保健システム改革に各方面の人材資源を集中するための新たな「財団」を設立する可能性を探っていた。1988年6月に第1回の設立準備会議が開かれ、3年後の1991年10月、パイロート・ニンサーノン次官を理事長、サグアン・ニッタヤーラムポン医師を事務局長とする「国家保健財団(munnithi satharanasuk haeng chat)」が正式に発足した[29]。

② 保健医療改革に向けた「組織」の設立

このように新たな「財団」が結成される一方で、1990年代以降、保健医療改革に関連する研究機関や事務局が保健省内に新設されるが、具体的には以下のようなものがある。すなわち、すでに触れた「保健システム研究所(So.Wo.Ro.So)」、EUの援助を受けながらヘルスケア改革(HCR)の実施を担当するとともに、保健医療行政への住民参加と国民皆健康保険の実現を目指す「保健サービス・システム改革計画事務局(So.Po.Ro.)」、「1997年憲法」および「1999年地方分権手続法」に従って保健行政の地方分権計画を立案する「健康分野地方分権支援開発事務局(So.Pho.Ko.So.)」、酒税とタバコ税の一部を

健康増進に充てる「健康増進基金事務局(So.So.So.)」、後に述べるように国民健康システム改革委員会の下部機関としての機能を果たす「国民健康システム改革事務局(So.Po.Ro.So.)」、30バーツ医療制度を管轄する「国民健康保障事務局(So.Po.So.Cho.)」、保健開発計画の策定を担当する「保健政策計画事務局(So.No.Pho.)」、保健サービス機関の機能・機構改革を検討する役割を果たす「保健サービス・ネットワーク開発事務局(So.Kho.So.)」、「健康資源管理支援委員会(So.Bo.Tho.)」などである。なお、「国民健康保障事務局」のみは2000年代に入って設立された。

　注目すべきことは、表2-3に示すように、保健医療改革を担当する多くの組織において、「農村医師財団」出身の「農村医師官僚」が初代の長となっている点である。さらに、「農村医師官僚」は保健医療改革を担当する各部局で能力を発揮したが、上記各分野の改革が独立してバラバラに存在したのではなく、統一的なものとして構想されていた点が極めて重要である。

　このうち、1990年代の保健医療改革のプロセスで中心的な役割を果たしたのが「保健システム研究所」である。同研究所が中心的な役割を果たしたとみる理由はさしあたり以下の4点である。まず第1に、「健康分野地方分権支援開発事務局」が構想した「地域健康委員会」は、自治体とともに市民組織が参加する組織であり、したがって「官民協力」の仕掛けが必要であったが、これを構想したのが「保健システム研究所」であった。ちなみに1980年代半ば以降になってタイの官僚機構の協力の下に数多くの独立機関が設立され、官民協力の受け皿となった。たとえば、1984年には国家経済社会開発庁(NESDB)の下に「タイ開発財団(munnithi phuea kan phatthana haeng prathet thai)」などが次々と設立されたし、工業省では「繊維研究所」や「自動車研究所」が設置されたが、「保健システム研究所」もこれらと同じ流れのなかで形成された[30]。第2に、健康増進運動を主導し、「健康増進基金事務局」設立のきっかけを作った点である。第3に、「国民健康システム改革事務局」の制度的基盤となっていることであるが、この点は第3章で詳述する。そして第4に、国民皆保険導入に向けて包括的な国際調査とフィージビリティ・スタディを行い、2002年設立の「国民健康保障事務局」が運営する30バーツ医療

第2章 「人」と「組織」

表 2-3 「農村医師官僚」出身者が就いた主要な役職

パイロート・ニンサーノン医師	保健次官
スウィット・ウィブーンポンプラサート医師	保健副次官
ウィチャイ・チョークウィワット医師	タイ式医療代替医療開発局長
ソムサック・チュンハラット医師	保健システム研究所(So. Wo. Ro. So.)所長
アムポン・チンダーワッタナ医師	国民健康システム改革事務局(So. Po. Ro. So.)事務局長
サグアン・ニッタヤーラムポン医師	保健サービス・システム改革計画事務局(So. Po. Ro.)事務局長、国民健康保障事務局(So. Po. So. Cho., NHSO)事務局長、保健副次官
チューチャイ・スッパウォン医師	健康分野地方分権支援開発事務局(So. Pho. Ko. So.)事務局長

(出所) 筆者作成。

制度の基礎を形成したことである[31]。この過程で「保健システム研究所」は「保健サービス・システム改革計画事務局」と緊密な連絡をとった。

このように、「保健システム研究所」は90年代の保健医療システム改革におけるシンクタンクとしての機能を果たしたが、その具体的活動および保健医療システム改革を「運動」にまで高めていったプロセスについては次章で詳述することにする。

●注
1) 疾病構造の転換を社会経済システムの転換との連関において動態的に把握しようとする概念を「健康転換(health transition)」という(広井 2003: 15-17)。以下に述べる「国家医療」の3段階もこれに対応している。ただし、「国家医療」の第2段階は「健康転換」の第1段階に、「国家医療」の第3段階は「健康転換」の第2段階に対応している。
2) タイはWHOの保健医療政策に忠実な国として知られ、WHOからすればいわば優等生的存在である。両者は様々なレベルで関係が深く、たとえば、1973年から88年までWHOの第3代事務局長を務めたマーラー博士は、プレーム政権下の保健大臣で、92年の「残虐の5月事件」で民主化勢力側の象徴的存在の一人ともなったセーム・プリンプアンゲーオ医師を尊敬していた。

マーラー博士は、タイはWHOが1978年にアルマアタ宣言を発表する以前にすでにプライマリ・ヘルスケアを実践していた国であるとして賞賛している(Sa-nguan and others 2005: 152)。保健省内で最も敏感にWHOの政策に反応してきたのが、本章で述べる「農村医師官僚」であった。

3） 保健省内では伝統的に、医療の高度化推進路線を掲げる「保守派(monaeokhit kao)官僚」と、地域保健医療の拡充を重視するとともに、コミュニティの組織化や民間組織とのパートナーシップに心情的に傾斜する「農村医師官僚」が思想的な対立を繰り広げ、しばしば人事抗争に発展するという経緯があった。たとえば、2005年10月実施の局長級人事異動をめぐって、スチャイ保健大臣の力を背景とする「農村医師官僚」と、ウィチャイ次官の力を背景とする「保守派官僚」が鋭く対立した。

4） たとえば、1930年代末のピブーン政権下におけるナショナリズム的な総力戦思想のもと、母子保健の推進や多産が奨励されるなどした。ラーチャウィティー病院は母子保健を目的としてこの時期に建設された。

5） その最も発展した形態が30バーツ医療制度である。後述するように、2002年に租税を財源とした30バーツ医療制度が成立し、国家医療のレゾンデートルが、シンボリックな存在としてのタイ国民＝農民に対するベーシック・ヒューマン・ニーズ(BHN)の保障へと転換したと考えられる。

6） 岩崎は、東南アジア諸国を「国家優位」と「社会優位」という枠組で分類しているが、そのなかでタイは「社会優位」の国に分類されている(岩崎1998)。

7） タイでは、一般的に官立のシリラート病院の設立をもって近代医療が公式に誕生したとされる。シリラート病院はラーマ5世の命によって1888年に設立された。その名前は、1887年に生後まもなく赤痢で夭逝したラーマ5世の53番目の子供、シリラート親王にちなむ。5世王は、王宮前広場で執り行われた葬儀で使用された資材をそのまま対岸に運んで病院を作らせたのである。なお、これ以前には、伝染病が発生するごとに臨時的な病院(rongphayaban ekkathet)が作られたことがあったが、恒久的な官立病院が設置されるのはシリラート病院が最初である。1881年にコレラが発生した際、バンコクで48の臨時病院が設置された。シリラート病院設立の8年前の1880年に、ペッブリーで宣教師が私立病院を設立しており、これがタイで最初の病院となる(Wichai 2002: 54-55)。

8） ウボン、ノーンカーイなど国境地域を中心に国立病院が建設された。他方、

たとえばフランスは現在のラオスやカンボジアなどでパスツール研究所を建設するなど、いわゆる帝国医療を拡大していった。なお、1932年立憲革命以前に地方では唯一、南タイのアンダマン海に面したラノーンに国立病院が存在した。その理由は、住民が病気になった場合に対岸の英領ソーン島にあるビクトリアポイント病院で治療を受けることが多かったからである。

9) 1933年に「保健医療法(phraratchabanyat satharanasuk)」が公布されたのを受けて、内務大臣は保健局に対し、各県に病院を建設させる命令を下した。

10) 実は、70年代末にWHOがプライマリ・ヘルスケアを主導する以前の60年代に、保健行政におけるコミュニティの参加を意図してUSAIDの援助を得ながら実施されたパイロット事業が存在していた。サーラピー計画(チェンマイ県、1966年、後述)、それに続くバーンパイ計画(コンケン県)、ノーンタイ計画(ナコーンラーチャシーマー県)、チャナ計画(ソンクラー県)、ラムパーン計画(ラムパーン県)などがそれである。こうした一連の「上からのコミュニティ形成」の動向を跡付けておく必要がある。

11) その一方で田辺繁治らはこれに否定的な見解を示している。「コミュニティへの住民参加はきわめて名目的で限定され、かえって保健省の官僚制度のなかに組み込まれた地域ボランティアたちがエリートとなって住民とのあいだに乖離を生み出す結果となった」し(田辺2005: 12-13)、1週間で医者の代わりができるようになるはずがないという住民の不信感があった(Banthon 2002: 22)。これに対し齊藤(2005)は、インドネシアの統合サービスポスト(ポスヤンドゥ)における保健ボランティア(カデル)が、上からの動員に必ずしも搦めとられない、コミュニティ保健の推進役としての機能を果たしたと指摘しており、タイとの比較研究が必要と思われる。

12) 80年代後半に入って、都市部におけるコミュニティ自治組織(khanakammakan chumchon yoi)の設置を急いだ内務省は、プライマリ・ヘルスケア政策のもとで設置されたチュムチョンという単位をそのまま活用するとともに、コミュニティ自治組織の形成において保健ボランティアの役割を重視した(1987年12月29日付け内務省内達 Mo.Tho.0413/Wo.1553)。「テーサバーンおよびスカーピバーンにおけるチュムチョン設置に関する内務省内達」(1988年3月18日付け Mo.Tho.0143/Wo.398)は、保健ボランティアがコミュニティ自治委員会メンバーの選挙を管理すること、自治委員会保健小委員会の委員長となること、さらに自治委員会委員長になることも可能である旨確認している。

13) たとえば 30 バーツ医療制度の生みの親で、後に「国民健康保障事務局」の事務局長となるサグアン・ニッタヤーラムポン医師は、母校マヒドン大学の学生運動の軌跡をまとめた本のなかで、「農村医師(phaet chonnabot)が当時果たした役割を通じて、保健分野におけるイノベーション(nawattakam)と農村コミュニティの改善(khunupakan)が達成された」と記述している(Sa-nguan and others 2005: 5)。

14) この点に関して、「国家医療」と「開発主義(開発国家)」の関連を別途考察しておく必要があろう。

15) 1968年に、政府は医学部で学ぶ学生すべてに奨学金の受給を強制する決定を下し、卒業後最低3年間は、その返済の名目で公的地域医療に携わらなければならないことになった。これに従わない場合は、罰金が科せられた。

16) 後述する「2000年国民健康システム改革に関する首相府規則」の第3項の定義によれば、「健康システム改革」とは、「国民が身体的、精神的、社会的、心的に健康な生活を享受し、効果的、公平かつ標準的な健康保健サービスを必要に応じて受けることを可能とする制度の形成を通じて、国民健康システムのあり方に変革を促すプロセス」である。

17) これは、いわゆる30バーツ医療制度の導入に合わせて2002年11月に制定された「国民健康保障法」とは別物である。

18) 97年アジア通貨危機の際、タイ政府はアジア開発銀行(ADB)から緊急融資を受けたが、そのコンディショナリティとして地方分権が課せられていた。このため、少なくとも一時的には保健省も分権化を進めざるを得なかったのである。

19) 地方分権改革の一環として試験的に導入されたもので、たとえば、次官室関連では、県・郡・地区(タムボン)の3レベルにおける保健サービス機関の経営がこのKo.So.Pho.に委譲される方針となった。メンバーは保健省代表者、地方自治体代表者、市民組織代表者から成る。Ko.So.Pho.の制度枠組みや、各局管掌の予算項目のKo.So.Pho.への委譲スケジュールは、後述する「健康分野地方分権支援開発事務局」が策定したが、これらは「第9次国家保健開発計画(2005-2008)」にも明記されており、省として正式に認めたものであった。なお、この制度はチュアン政権下に出されたものであるが、続くタクシン政権は、保健サービス機関(特に国立病院)の独立法人化を目指すものの、地方自治体・市民組織の代表者からなるKo.So.Pho.による病院経営に対し否定的

見解をとった（*Matichon*, Jan.21, 2001）。

20) 　保健省内の「農村医師官僚」のなかでマヒドン大学出身者は1つの中核をなす。同出身者の第1世代がウィチャイ・チョークウィワット医師である。注3で挙げた2005年10月の人事異動で、「農村医師官僚」の代表としてスチャイ大臣と連携したのがこのウィチャイ医師である。彼はサリット元帥が強権政治を敷いていた1960年代にマヒドンで大学生活を送り、タマサート大学のチャラン・ディッターアピチャイ（後に国家人権委員会委員）らと大学の垣根を越えて政治活動を行っていた。第2世代が73年学生革命に際して公然と政治対決姿勢を鮮明にした学生グループである。その主要メンバーは、国民健康保障事務局長となるサグアン・ニッタヤーラムポン医師、上院議員となるニラン・ピタックワチラ医師らであった。なお、92年の「残虐の5月事件」で民主化勢力のリーダーとなったウェーン・トーチラカーン医師もマヒドン大学出身でこの運動に属していた。さらに、第3世代がタクシン首相秘書となるプロミン・ルートスリデート、第1次タクシン政権で副保健大臣となるスラポン・スープウォンリーらであり、第1次タクシン政権で30バーツ医療制度が成立する過程で、このマヒドン・グループの存在がより鮮明になったといえよう（*Nechan Sutsapda*, Sep.30, 2005, *Thai Post*, Oct.16, 2005）。

21) 　Khomun khwam champen phuenthan を略して Cho.Po.Tho. という。

22) 　都市部については、「国民生活の質向上諮問委員会」が2001年2月9日、同じく内務省コミュニティ開発局に対してBHNデータの収集をさせる旨決定している。なお、指標は農村部と同じものを使用している。

23) 　2003年から2006年については、①健康、②居住環境、③教育、④収入、⑤生活習慣、⑥開発への参加の6カテゴリーについて合計37の質問項目が設定されている。そのうち、保健省管轄の項目は以下の合計18項目である。まず「健康」カテゴリーについては以下の11の質問項目がある。「妊産婦は出産前に健康診断を受け、規定のワクチンをすべて接種したか」、「妊産婦は出産時に有資格者による助産を受け、出産後も健康診断を受けたか」、「1歳未満の乳児は出生時に体重が2,500グラム以上あったか」、「1歳未満の乳児は規定のワクチンすべてを接種したか」、「1歳未満の乳児は生後4か月以上母乳を飲んだか」、「5歳未満の幼児は適切に食事を摂っているか」、「6～15歳の児童は適切に食事を摂っているか」、「6～12歳の児童は規定のワクチンをすべて接種しているか」、「世帯構成員は清潔安全な食生活を送っているか」、「世

帯構成員は薬に対する正しい知識を持っているか」、「35歳以上の成人は毎年健康診断を受けているか」である。次に「居住環境」カテゴリーについては、「清潔な飲料水と十分な生活用水が確保されているか」、「清潔な住宅環境が確保されているか」、「世帯構成員にアルコール中毒者はいないか」、「世帯構成員に喫煙者はいないか」、「6歳以上の者は一週間に一度以上宗教活動に参加しているか」、「世帯内で高齢者は適切なケアを受けているか」、「世帯内で身体障害者は適切なケアを受けているか」の7つがある。なお、2007年以降は質問項目が42項目に増え、うち「健康」のカテゴリーについては13項目となった。また、この世帯ごとに実施する調査は、正確にはCho.Po.Tho.1と呼ばれるが、それ以外に村落、都市チュムチョン全体を対象とした実態調査としてCho.Po.Tho.2がある。

24) このグループには、先のサグアン医師も参加していた。なお、このBHNについて、グループ内ではすべての村に「画一的なシャツ」を着せるようなものであるとの批判的意見もあった。とはいえ、タイで全国一斉に家庭ごとに生活調査をするようになったのはこれが初めてである。1990年社会保障法についてもこのグループ内で議論された。当時保健政策計画事務局のトップであったサグアンは、ロンドン大学衛生熱帯医学院博士課程にいたウィロート・タンチャルーンサティアンらとともに各国の社会保険制度を研究し、制度構築を誤ればラテン・アメリカのように医療システムが二重構造化、すなわち保険料負担の可能な富者の高度医療ケアと保険料負担が不可能な貧者の低レベル医療ケアに二極化し、最終的に社会保険制度が破綻する可能性があるとの結論を出し、メンバーから、当時内務省にあって社会保障基金スキームを管轄していた労働局と連携しながら、制度が誤った方向に行かないよう努力してほしいとの激励を受けたという (Sa-nguan 2005: 52)。

25) その後、この計画は「健康カード計画 (khrongkan bat sukkhaphap)」(正確には第1次健康カード計画) と呼ばれるようになる。

26) 1983年2月8日付け保健省内達 So.Tho.0217/So.Cho./Wo.12

27) 「農村医師財団」設立の経緯については、http://www.moph.go.th/ngo/rdf/ を参照。

28) 保健省内に事務局があるものの、あくまでも「財団」であり、主たる財源は寄付金等である。

29) 保健省内で「財団」の設立が議論されていた1987年、国際伝染病学ネットワ

ーク計画を展開していたロックフェラー財団は、保健省の官僚機構内に「国家伝染病学委員会」を設置したいという意図を持っていた。その結果、プラウェート・ワシー医師を委員長とする「国家伝染病学委員会」が設置された。他方、発足したばかりの「国家保健財団」はどこからも資金配分を受けておらず、当時事務局長であったサグアン・ニッタヤーラムポンは、ソムサック・チュンハラット医師とともにロックフェラー財団と資金獲得交渉を行ったのであった。もともとパイロート次官をはじめ、保健省幹部は、将来的に伝染病学が官僚機構内では永続性がなく、独立機関のもとにこれを置いた方がよいと考えていた。「国家保健財団」の設置は、伝染病学分野の受け皿となることをもあらかじめ見込んでいたのであった。結果的に1993年3月、政治家の圧力によって保健省傘下の「国家伝染病学委員会(khanakammakan rabatwitthaya haeng chat)」が廃止され、人材、プロジェクト、予算が「国家保健財団」に移管された。その後財団理事長となったプラウェート医師は、国家伝染病学委員会の資源の一部を自身が所長を兼ねる「タイ保健研究所(So.Wo.So.Tho)」に移管し、同時に、同じく「財団」内に設立された「タイ健康支援研究所(sathaban songsoem sukkhaphap thai)」と「消費者健康保護研究所(sathaban witchakan phuea kan khumkhrong phuboriphok dan sukkhaphap)」を、それぞれハタイ・チッターノン医師とモーラコット・コーンカセーム医師に任せたのであった。

30) いずれもタイではサターバンと呼ばれ、英訳するならばinstituteとなる研究組織である。

31) たとえば後に述べるように、30バーツ医療制度の導入に際しては、同研究所の調査研究が重要な役割を果たした(*Bangkok Post*, Mar.4, 2005)。さらには、後に財政の専門家として30バーツ医療制度を支えることになるウィロート・タンチャルーンサティアン医師が同研究所の国際保健政策プログラム次長の地位にあった。ウィロート医師は、サグアン・ニッタヤーラムポン医師らと同じくロンドン大学衛生熱帯医学院で学んだ経験を持つと同時に、ロンドン大学経済政治学院で保険数学などを学んだ。

第3章
「運動」の制度化プロセス

はじめに

　農村において近代的医療供給がほとんどない状態では、まずは保健所なり病院を建設することが課題となるが、その意味でプライマリ・ヘルスケアの時代は「点」レベルの対応であったといえる。たしかに、1960年代末からの医師の強制的官僚化と、70年代半ば以降の郡レベルにおけるコミュニティ病院の漸進的な普及によって、農村部における医療供給が拡充されるようになった。こうした「点」レベルの対応を実際に実践したのが、前章で指摘した「農村医師官僚」である。しかし、この「点」がなかなか機能しなかったこともまた事実である。

　彼らはその原因として、次第に、この「点」を恒常的に機能させる「制度」の欠如を認識するようになるのである。「制度」の欠如は、①自治体との連携の欠如と、②移送体系（リファーラル）の機能不全[1]の面でより強く認識された。「農村医師官僚」は、専門的な医師であると同時に、国立のコミュニティ病院長として医療行政や財務管理といったアドミニストレーションも兼務せねばならなかったが、医学部のカリキュラムは医療行政の分野が極めて手薄であったし、そもそも中央の保健省においてすら地方医療行政上のノウハウやマニュアルの蓄積がほとんどなかった。さらには、前章でみたように地方医療行政に対する予算手当も不十分であったから、卒業後すぐに地方の現場に立った医師はそれぞれ個別に医療行政を習得せねばならなかったし、本省ではなく県や自治体に予算を求めざるを得ないこともたびたびあった。一方、

1次医療すなわち保健所の治療レベルに対する信頼の欠如から、80年代に構想された移送秩序体系は必ずしも機能しなかった。

現在のタイの地方医療行政に関わる「制度」は、70年代に農村に入った若い「農村医師官僚」によって確立されたといっても過言ではない。そして彼らが医療行政や医療経済の手本として、あるいは彼らの理念ないし「運動」を制度化するうえで参照したのが、留学先のヨーロッパ、とりわけイギリスやベルギーなどであった。

本章では、70〜80年代におけるプライマリ・ヘルスケア政策の改革期としての90年代に焦点をあてるが、この90年代の改革の成果が「30バーツ医療制度」といってよい。90年代前半に中部タイのアユタヤー県で実施された「アユタヤー計画」はこの改革の中核をなすが、これについては第1節で述べる。さらに、彼らによる地方医療に関わる「制度」の再構築は上記の2点にとどまらない。すなわち、ヘルス・プロモーション運動を媒介にしながら、「制度」の再構築の試みはコミュニティの内部をも射程に入れていたのであるが、これについては第2節で述べる。このヘルス・プロモーション運動の制度化としての「国民健康法」の成立プロセスにおいても、やはりEUが重要な役割を果たしていたことは興味深い。90年代のタイにおける保健医療システム改革を分析するうえで、イギリスの「国民保健サービス(NHS)」と「ヨーロッパ型ヘルス・プロモーション」への理解が欠かせないといえよう。

第1節 「アユタヤー計画」
──「30バーツ医療制度」の孵卵器──

「アユタヤー計画」の大前提は、①健康保険と、②1次医療を起点とする移送体系の再秩序化をセットにしている点であるが、後にこれが全国的にネットワーク化されて「30バーツ医療制度」へと進化するわけである。そこには、自助主義的な医療制度をとるアメリカでは、1次医療を最初の受診ポイントとする健康保険制度がないために医療資源の浪費と医療費増加につながっているのに対し、租税による単一の医療保障システムすなわち「国民保健サー

第 3 章　「運動」の制度化プロセス

ビス (NHS)」を持つイギリスでは、ゲートキーパーとしての 1 次医療を通過しない限り患者は専門医療機関に進めず、これによって効率的な資源活用ができているとの見解が明確に示されている (Khrongkan wichai ayutthaya and So.Wo.Ro.So. 発行年不詳：134-135)。すなわち、1 次医療への平等なアクセスが非効率な資源活用の歯止めにつながるという認識があると同時に、NHS を 1 つのモデルとしていたことがここから分かる。参加者が疾病リスクの大きい者に偏重してしまうことで制度の維持が困難となる、いわゆる「逆選択 (adverse selection)」の問題などを抱えていたコミュニティ・ファイナンスすなわち「健康カード計画」や、制度の漏れが指摘されてきた「低所得者医療扶助制度」などがすでに存在していたが、その一方で無保険者が 5 割存在した。「アユタヤー計画」は、こうした無保険者を対象とした制度であるが、「政府は、(中略) もし可能であればできる限り設立する健康保険制度の数を少なくするか、ないしはイギリスと同一の制度を導入できればより効率的なものとなる」と明言している (Khrongkan wichai ayutthaya and So.Wo.Ro.So. 発行年不詳：134)。

　タイの保健医療の世界では 1980 年代初頭以降、プライマリ・ヘルスケア (PHC) の理念に照らして、郡 (amphoe, district) レベルを一つの自立的でシステマティックな領域性を持った「コミュニティ (chumchon)」として想定してきた。このことは、郡レベルの病院の名称が、1982 年頃を境に「郡病院 (rongphayaban amphoe)」から「コミュニティ病院 (rongphayaban *chumchon*)」へと変更されたことに如実に表れている。社会学者マッキーバーにならってコミュニティを、共同感情 (community sentiment) に由来し、またその範域において可変的なものであると理解するならば、コミュニティ病院と保健所の総体は一種の「大きな (上位) コミュニティ」であるといえよう。80 年代に「農村医師官僚 (mo chonnabot)」がコミュニティ病院長として赴任し、農村開発政策と連携しながら地域住民とともに地域医療を形成していった歴史的経緯を踏まえるなら、このことは一層はっきりしてこよう。

　1980 年代初頭に現れたこうした理念を制度改革プログラムとして具体化しているのが、WHO が 1988 年に提唱した「プライマリ・ケアのための地域

保健医療システム(district health system for primary care)」であり、アユタヤー計画はこの影響を多分に受けている。アルマアタ宣言が出されてから10年経過した時点でWHOが「地域保健医療システム(DHS)」を提唱し始めたのは、プライマリ・ヘルスケア(PHC)のアプローチの対象が第1次ないしコミュニティ・レベルに特化していたため限界が露呈し始め、1次医療とより上位の2次医療との間のサービス供給に関わるプランニングやマネジメントといった組織的フレームワークの認識がなければ1次医療レベルの活動が困難であることが次第に判明したからである(Segall 2003: 7)。「地域保健医療システム(DHS)」の定義は、「郡レベルの病院(district hospital)と郡保健医療マネジメント・チーム(district health management team)の支援的管理(supportive supervision)のもとで、コミュニティの積極的参加を伴った、特定人口への予防的・治療的サービスを提供する基礎レベルの設備(primary health facilities)およびコミュニティ保健医療ワーカー」の総体である(Saisiri 2006: 34)。

　WHOの提言のポイントは2つある。第1番目は、トップとボトムラインの中間に存在するという郡の戦略的位置である。すなわち、中央(省)の出先である県を通じて政策、各種マニュアル、最低限の医療サービス・パッケージ(minimum package of activities)、省主導のプログラム(vertical program)が下達される一方で、住民の利便性に応じて登録医療機関を決定したり、住民のニーズに応じたきめの細かい保健医療サービスを提供するといったような、下からのボトムアップを念頭に置いて展開するのが郡レベルの保健医療なのである。第2番目は、コミュニティ病院と保健所の間の統合的な保健医療システムの構築であり、具体的には保健医療資源(人材や予算など)を共有化し、統一的なマネジメント・チーム(one single management team)によってこれを管理するということである(Saisiri 2006: 34-35)。これの発展型が後述する、30バーツ医療制度における「1次医療契約ユニット(contracting unit for primary health care)」であると考えることができよう。

　アユタヤー計画のそもそもの発端は、サグアン医師が保健省の奨学金を受けて研究したベルギーの熱帯医学研究所とのネットワークである[2]。当時同

研究所は、1次医療機関による、患者の単なる治療のみならずメンタル面や家族環境面を重視した「全人的アプローチ(holistic approach)」を提唱していた。これを可能にするのは、1次医療機関と上位医療機関との効率的な連携である。同研究所はこうしたアプローチを「世界を変える」プログラムとして推進し、すでにラテン・アメリカ、アフリカ、一部ヨーロッパ諸国でモデル・プロジェクトを実施していたが、アジアについてはまだ実績がなかった。サグアン医師とともに学んでいたラウィナン・シリガノックウィライ医師[3]は、アユタヤー計画をアジアにおける最初のモデルにしようと考えていたのである[4]。

彼らは手始めに地域医療の問題点を掘り起こした。まず、1992年時点のアユタヤー県における国立医療機関の分布状況であるが、県レベルの一般病院が1か所、郡レベルのコミュニティ病院が12か所、タムボン・レベルの保健所が206か所であった。当時の総郡数は16、総タムボン数は208であったから、1行政単位ごとに1つの医療機関という保健省の目標はほぼ達成されていたことになる。他方1,457のムーバーンに各々プライマリ・ヘルスケア・センターが存在したが、ほとんど機能していなかった(Khrongkan wichai ayutthaya and So.Wo.Ro.So. 発行年不詳：2-3)。これに対し、民間病院が2か所、クリニックが50か所存在したが、クリニックのほとんどは、国立医療機関に勤務する公務員である医師が、時間外に経営するものであった。問題は住民が国立医療機関よりもクリニックを選好する傾向が強かったことである(Khrongkan wichai ayutthaya and So.Wo.Ro.So. 発行年不詳：2-3)。

既存の地域保健医療における制度上の問題点は、以下の5つに整理できる。第1番目はサービスの質の低下である。保健所1か所あたりの対象人口は1,800人と相対的に少なく、さらに以下第3番目の問題およびクリニックの存在により受診者が減少傾向にあり、このことから治療技術の進歩が進まなかったのである。第2番目は、2次医療と1次医療の関係が補完よりも競争状態にあったことである。すなわち、①2次医療(コミュニティ病院)と1次医療(保健所)の間で、本来ならあるべきサービス内容に関する明確な分業体制が存在しないこと、②初期診療を受ける医療機関の選択について制限がな

いこと、③コミュニティ病院と保健所では保健医療行政上の管轄が異なることにより、相互補完性というより不必要な競争状態にあることが問題なのであった。第3番目は公平性の問題である。健康保険加入者が人口の半数以下である一方で、診療費が医療機関と患者の間の交渉によって決められていたことから、所得階層によってサービスの質と量に格差が存在した。第4番目は地域医療機関と患者の間における信頼関係の希薄さである。都市の比較的大きな医療機関への患者の集中は当然両者の関係を希薄なものにするし、他方保健所にあってはそのサービスの質の低さから住民からの信頼を期待できないのである。第5番目は、とりわけ民間医療機関における過剰診療が医療費の増加につながっていることである。

1989年に着手されたアユタヤー計画の発想は、これらの反省に立ったモデル事業を徐々に広範囲に拡大していくというものである。1992年設置のプラナコーンシーアユタヤー郡ワットインタラー地区コミュニティ医療センターおよび1994年設置のポムペット地区コミュニティ医療センター[5]をモデル事業とし、最終的にこのモデルを全郡に拡張するというものであった。この「コミュニティ医療センター（sun phaet chumchon）」はこれまで保健省になかった名称の医療機関である。これまで都市部には、農村部の保健所に相当する1次医療機関としては、民間クリニックか一般病院の外来しか存在せず、コミュニティ・レベルの国立の医療機関が存在しなかったことが設置の背景にあるが、「コミュニティ医療センター」という新しい名称を冠したのは、「保健所」にはすでに「二流サービス（borikan chan song）」のイメージが定着していたからである（Khrongkan wichai ayutthaya and So.Wo.Ro.So. 発行年不詳：13）。したがって、90年代以降の保健医療改革の中核は、これまでなかった国立の1次医療機関と住民との間の関係性の構築であったといえる。だから後にみるように、30バーツ医療制度においても保健所への資源配分を強化するとともに、名称を順次「コミュニティ健康センター（sun sukkhaphap chumchon）」に変更していったのである。

改革プロセスは3つの要素から成っていた。①ファイナンス面での改革、②サービス供給システム面での改革、③サービス供給者および行政と住民と

第 3 章　「運動」の制度化プロセス

の関係の面での改革であり、これらは互いに密接に関係しあっていた。

　まずファイナンス面での改革である。住民の治療へのアクセスにおいて、その費用は極めて重要な要素である。これまで貧困層については無償で医療を提供する「低所得者医療扶助制度」があったが、当然のことながらサービスの質については安かろう悪かろうの状態にあったし、実際には制度から漏れた貧困者が少なからずあった。他方、貧困層より上の階層については「健康カード」があったが、無保険者については、軽微の疾病はともかく重度の疾病については金銭的負担が重かった。こうした、治療費の予測が困難なことが、治療へのアクセスを遠ざけているというのがプロジェクト担当者の推論であった。これに対する彼らの選択は、費用負担リスクの平均化、すなわち治療内容にかかわらず診療 1 回当たり 70 バーツとするという定額制の導入である。さらに、これにより早期の治療が可能となって疾病の重症化を回避でき、最終的には医療費の低減につながると考えたのである。70 バーツという額は、プロジェクト担当者のテクニカルな費用計算および住民との対話を通じて決定されたものである[6]。こうした費用負担に関わる対話と安心のプロセスを通じて、国立の 1 次医療機関への信頼を回復したのであった。このように、ファイナンス面での改革は、サービス供給者および行政と住民との関係の面での改革と密接な関係にあったのである。

　次に、サービス供給システム面での改革である。アユタヤー計画ではすべての住民が、住民登録している区域の医療機関に登録され、その医療機関が家族の「かかりつけ医療機関（sathan phayaban pracham khropkhrua）」となった。サービス供給システム面での改革は①包括性、②統合性、③継続性の 3 つの要素から成っていた。まず、「かかりつけ医療機関」は、第 1 次予防（健康増進、疾病予防）、第 2 次予防（治療）、第 3 次予防（リハビリテーション）までの包括的医療を提供した。次に、こうした包括的なサービスの提供には、「かかりつけ医療機関」と上位機関との間の良好なリファーラル（送致）に関する統合的なシステムの構築が不可欠である。これにより病歴情報の聞き取りや検査の重複を回避することができた。情報の効率的な管理と活用は、これまで 1 次医療機関であまり意識されてこなかった部分である。情報には、個

人の詳しい病歴や治療歴を記した個人ファイルと、家族の基本情報（生年月日等）や健康状態を記した家族ファイルがあった。さらに一定期間内の診療実績や財務状態など医療機関の運営に関する情報の活用も重視され、自己評価のシステムが確立された。次に継続性についてであるが、これまで患者と医療機関の関係は、治療時に限られていた。これに対し「アユタヤー計画」では、施設内診療とともに家庭訪問が実施された。家庭訪問は、従来の産前産後の母子保健のみならず、家族ファイルの更新、生活習慣病の予防や食事指導、身体障害者や高齢者の健康指導などのサービスを含んでいた。

　こうした国立の１次医療機関におけるサービス供給システムの改革への志向性については、イギリスの国営の保健医療サービスである「国民保健サービス(National Health Service)」が下敷きにあった。アユタヤー計画は EU の支援を受けていたが、具体的には医学的な面でベルギーの熱帯医学研究所が、行政面すなわち保健医療ネットワークの再構築・運営および総合医育成の面ではイギリスのエジンバラの「ロシアン保健委員会(Lothian Health Board)」が協力し、できあがったモデルを保健省とマヒドン大学が実践に移したのである(Khrongkan wichai ayutthaya and So.Wo.Ro.So. 発行年不詳：8)。

　こうした観点に立ち、「コミュニティ医療センター」設置にあたっては、①コミュニティのなかに立地、②適度なサービス対象人口の確定、③質の高い総合的な（つまり専門医療でない）サービスの提供、④適度で大きすぎない設備、⑤住民との恒常的な関係の形成、⑥家庭医学の拡充が目標とされた。

　しかし、国立の１次医療機関と住民との間の関係性の構築は、単なる予算手当の増加のみでは不十分である。保健所機能の強化は、健康増進に向けたコミュニティの凝集性強化とセットで進められねばならないということである。日本の地域医療の経験と比較してみると、アユタヤー計画は、日本の保健所（保健婦）の機能と診療機関の機能が合わさったようなものをモデルとしていたといえよう。日本の場合は母子健診や栄養指導が前者、治療が後者の守備範囲となり、その連携の重要性がしばしば指摘され、新たな連携の仕組の考案によって改善を図ろうとしてきた。コミュニティの凝集性の再強化によって生活の質が向上した事例が多く報告されている。

そしてこの「アユタヤー計画」は、1996年になって、前章で言及した「保健サービス・システム改革計画」(英語名は、Health Care Reform Project)につながっていく。「アユタヤー計画」の経験は、東北タイのナコーンラーチャシーマー県、南タイのソンクラー県、北タイのピッサヌローク県の各郡に応用された。「保健サービス・システム改革計画」の目標は、①第1次医療の強化、②ファイナンス、マネジメント面の強化、③病院管理の強化、④アドボカシー機能の強化であり、これらは「アユタヤー計画」の目標と一致する。このプロジェクトはEUの支援を受けており、皆健康保険の導入を視野に入れていたが、保健省内に設置された保健サービス・システム改革計画事務局長としてタイ側のリーダーを務めたのがサグアン・ニッタヤーラムポン医師であった。

一方、健康増進に向けたコミュニティの凝集性強化ないしアドボカシーについては、「農村医師官僚」出身で、80年代にナコーンラーチャシーマー県の医療現場で活躍した「4人のソー」の1人でもあるソムサック・チュンハラット医師のグループすなわち「保健システム研究所」やアムポン・チンダーワッタナ医師の「国民健康システム改革事務局」がこれを受け持っていた。あらためて確認するが、一連の保健医療システム改革は、「農村医師官僚」の間の連携を前提とした、下位プログラム群の体系によって成り立っていたのである。

第2節　健康システム改革「運動」の制度化

1　保健システム研究所の役割

「保健システム研究所(sathaban wichai rabop satharanasuk: So.Wo.Ro.So.)」は、「1992年保健システム研究所法」によって設置された法人格を持った独立組織であり、やはりEUからの支援を受けていた。1980年代半ば以降の高度経済成長を背景に顕著となる生活習慣病と、それに伴う医療費の大幅増大という状況、すなわち「健康転換」の第2段階に移行する過程で、タイの保健システムをいかに組み換えていくかについて体系的な知識を提供するというの

がこの研究所の役割であった。運営を開始した1993年から96年にかけて初代所長を務めたのが、「農村医師官僚」出身のソムサック・チュンハラット医師であった。同研究所はソムサック所長の在任期間中1億6,230万バーツの予算を獲得して保健改革に伴う政策決定に資する調査研究を行った。その跡を継いだウィプット・プーンチャルーン医師のもとで年間7,000万バーツが配分されるまでになった。

「第1次保健システム研究所運営計画(1993-96)」によれば、設立時の同研究所の目的は以下の3つであった。すなわち、①保健政策の策定・実施に資する主要な知識・情報を収集・追求すること、②健康システム研究の体系的・効果的・恒常的発展を促すべく関係の研究所や研究機関をネットワーク化すること、③国民の健康発展、保健関連教育カリキュラム、人材開発に関わる政策形成において、同研究所の研究成果の活用を促進すること、の3つである。具体的な研究項目については、健康システム改革、健康増進、保健分野における地方分権、疾病予防、保健行政、保健関連人材開発、健康関連テクノロジー、職業と健康、医療経済学、健康と市民社会、健康のための公共政策、健康関連法、健康保険制度、健康習慣、健康影響調査など多岐にわたり、近年の保健省の政策形成において果たす役割は小さくない。

次に「保健システム研究所」の組織的性格の変化を観察してみよう。同研究所は、外部評価委員会による2度の評価を受けている。同研究所運営における改革は、この評価に沿って実施されており、したがってその組織的性格の変遷もこの評価に沿って行うことが可能である(Chatwaran 2004: 8)。

「第1期(1993-96)」：チット・シッティーアモーン医師、ダムロン・ブンユーン医師、タウィートーン・ホンウィワット博士らからなる評価委員会によって実施された1996年の評価によれば、同研究所に対する官僚機構内組織の評価は消極的なものであった。すなわち、保健省内の各部局は同研究所の存在意義をまだ理解しておらず、その役割に対する期待度はまちまちであった。他方、予算担当部局の評価は、成果自体が少なく、政策形成における機能はまだあまり果たしていないというものであった。

「第2期(1997-2001)」：これを受けて研究所は、健康システム構築に関す

第3章 「運動」の制度化プロセス

るより明瞭な全体的見取図を描くこと、そのために健康に関するデータを整備すること、保健医療の現場レベルでの研究、研究組織ネットワーク構築の迅速化など9項目の改革を基礎に新しい運営計画(1997-2001)を発表した。同計画下すなわち第2期において9項目の改革を束ねる基本理念は、「健康システム研究プロセスを通じた知識の追求と活用」であった。これは設立時の理念をそのまま継承しているに過ぎないようにみえるが、実はこの時期、研究所内で「知識」に対する前提が大きく変化していた点が注目される。すなわち、設立時ないし第1期の「知識」は、研究者によってあらかじめ想定された仮説なり理論を前提に現場で調査、比較検証し、最終判断を下すというものであった。これに対し第2期の「知識」観は、それが発見されるものではなくて、研究者による意味付けという行為を通じて「形成」されるものであるという考え方であった。こうした意味付け行為はいうまでもなく、研究者が置かれたコンテクスト、すなわち政治、経済、社会、教育によって規定されていると認識された(Chatwaran 2004: 13-14)。

「第3期(2002-2004)」：こうした認識変化のもとで、同研究所の運営方針も転換をみせる。すなわち、第2期の基本理念は「健康システム研究プロセスを通じた知識の追求と活用」であったのに対し、第3期のそれは、「市民組織や利益集団をネットワーク化し、これを知識・技術・ガバナンスの形成・発展の枠組みに繋ぎ、最高度の健康システム構築にいたる」ことであった。実は第2期のビジョンについては、「健康システム研究プロセスを通じた知識の追求と活用」という理念に付随して、括弧書きで知識形成に国民を参加させる旨記述され、ネットワークの枠を研究者からさらに拡大する意図が表れていた。しかし第3期では、「健康システム研究プロセスを通じた知識の追求と活用」が背景に退き、ネットワークの広範化ないし知識形成ベースの拡大といった知識形成のプロセスそれ自体が重視されるようになるのである。と同時に、社会的・政治的・経済的「コンテクスト」の変化にも着目し、こうした新しい「コンテクスト」のもとでの「知識」形成が意識されるようになる。こうした「コンテクスト」に関する認識変化は、ソムキアット・タンキットワーニット博士を委員長とする評価委員会の評価によるところが大きい。まと

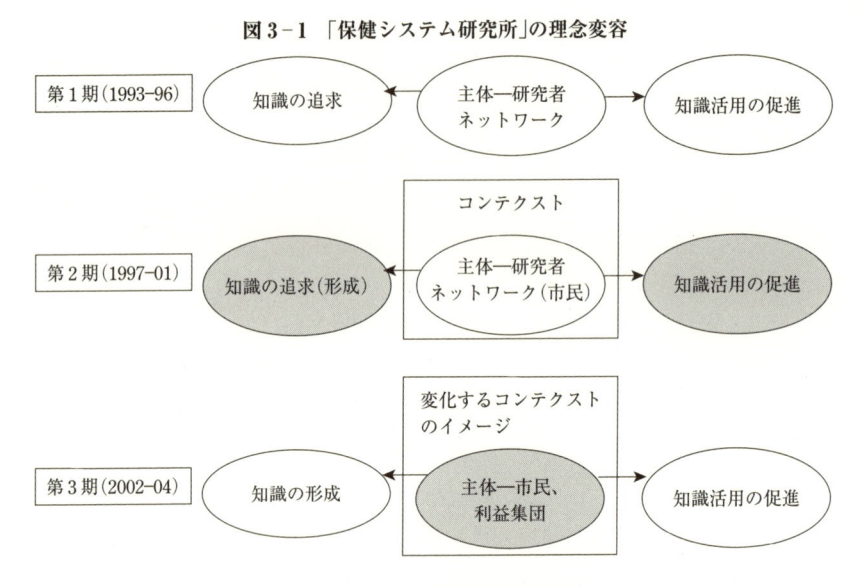

図3-1 「保健システム研究所」の理念変容

第1期(1993-96)　知識の追求 ― 主体―研究者ネットワーク → 知識活用の促進

第2期(1997-01)　コンテクスト／知識の追求(形成) ― 主体―研究者ネットワーク(市民) → 知識活用の促進

第3期(2002-04)　変化するコンテクストのイメージ／知識の形成 ← 主体―市民、利益集団 → 知識活用の促進

（出所）　筆者作成。色の濃い部分はそこに力点があることを示す。

めると、この時期において①知識形成ベースの拡大と②新たな「コンテクスト」の双方を意識化することによって、より安定的持続的なシステム構築を目指すことが確認されたといえそうである。

　以上、3つの時期を通じた同研究所の理念変容を簡素化して示すと**図3-1**のようになるであろう。また同研究所の調査研究ネットワークを示したのが**図3-2**である。

　次に**図3-3**は、枢密院顧問官で保健システム研究所評議会委員のカセーム・ワッタナチャイ医師による保健政策形成のあり方に関する概念図である。Ⓐは、政府が保健資源を一元的に支配しつつ、国民健康システムに関する計画策定・政策決定、管理を行っていくというプロセスである。Ⓑは、保健システム研究所が国民健康システムに関する体系的研究・知識形成を行う中核機関の役割を果たし、この成果を保健省各部局の政策形成にフィードバックしていく。こうしてできあがった全体としての保健省の政策が国民健康システムに適用されるプロセスである。一方Ⓒは、国民自身が政府の保健資源配

第3章　「運動」の制度化プロセス

図3-2　「保健システム研究所」の調査研究ネットワーク

```
              保健システム研究所
                   (HSRI)
    ┌───────────────┼───────────────┐
HSRIメンバー研究所   HSRI研究所グループ   HSRIネットワーク
```

HSRIメンバー研究所	HSRI研究所グループ	HSRIネットワーク
地方健康システム研究管理研究所 国民健康管理システム研究センター(チュラーロンコーン大学医学部)、南部健康システム研究所(シーナカリン大学医学部)、東北健康システム研究支援事務所(コンケン大学医学部)、北部健康システム研究管理所(チェンマイ大学医学部)、東部健康システム管理センター(ブーラパー大学)、地域研究開発事務局(マヒドン大学) 健康的構成研究監視センター 健康関連法律倫理センター タイ障害者健康増進計画 飲酒問題研究センター	病院品質開発研究所 国家健康システム開発研究所 ヘルスケア情報中央事務局 健康情報システム開発事務局 薬品システム情報センター 医療サービス監査制度開発計画 保健サービス開発事務局 30バーツ医療制度監視評価計画	社会健康研究事務局 健康保健政策健康影響評価システム研究開発計画 研究所連合研究調整ネットワーク 消費者育成研究開発計画 国民健康情報システム研究開発計画

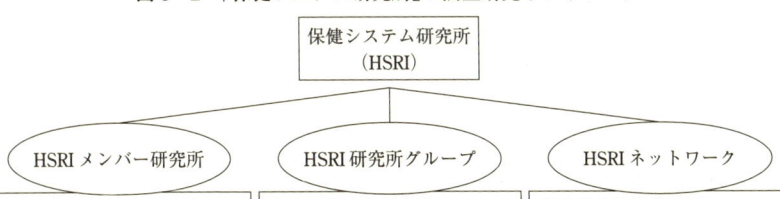

（出所）「保健システム研究所」のウェブサイト http://www.hsri.or.th 掲載の資料をもとに筆者作成。

分を促進させ、自身で健康を管理できるよう、保健システム研究所が知的支援を行うものである(Chatwaran 2004: 32-33)。前章で述べた「地域健康委員会」の発想は、このⒸの方式を下敷きにしているといえよう。そこで3つの時期を通じた同研究所の理念変容をまとめると次のようになるだろう。すなわち、92年の同研究所設立以前はⒶの回路しか存在しなかった。その後第1期、第2期はⒷの方式が志向されたが、第3期にいたって同研究所内でⒸの方向性が現れ始めたのである[7]。

②「国民健康法」—健康増進「運動」の形成

さらに、「保健システム研究所」が「国民健康システム改革事務局」と協力し

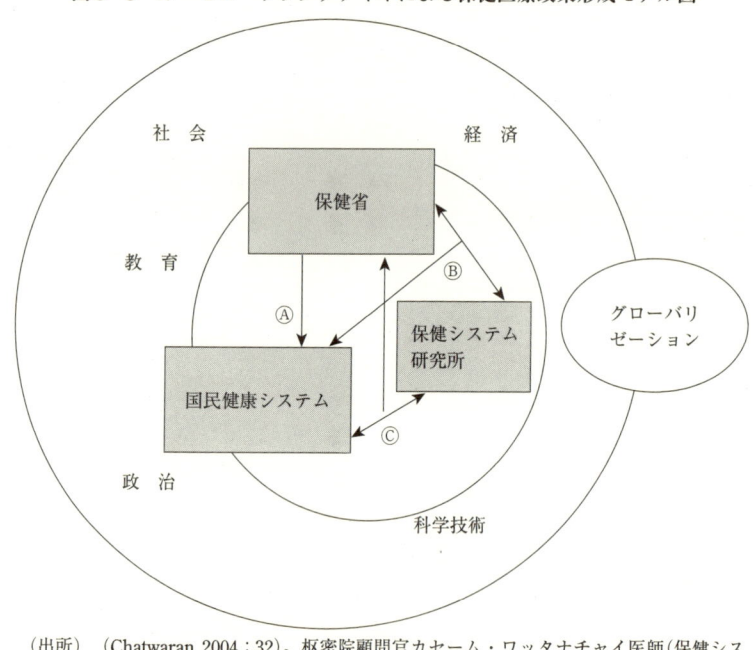

図3-3 カーセム・ワッタナチャイによる保健医療政策形成モデル図

```
        社 会        経 済

              ┌─────────┐
              │  保健省  │
              └─────────┘
                 │  ↑
      教 育     Ⓐ │  │Ⓑ       ┌──────┐
                 ↓  │          │グローバリ│
              ┌─────────┐     │ゼーション│
              │保健システム│    └──────┘
              │  研究所  │
              └─────────┘
                 ↑  ↓
              ┌─────────┐
              │国民健康システム│
              └─────────┘
                    Ⓒ
        政 治
                        科学技術
```

（出所）（Chatwaran 2004：32）。枢密院顧問官カセーム・ワッタナチャイ医師（保健システム研究所評議会有識者委員）の考え方をもとにチャットワラン作成。

ながら、Ⓒの方向性を法律として定式化しようとしたのが、「国民健康法（phraratchabanyat sukkhaphap haeng chat）」である。これは、保健医療分野における憲法とでもいうべき性格のものであり、教育分野における「1999年国家教育法」に対比される。

　ここで重要なのは、チュアン政権下（1997年11月から2001年1月）では、保健医療分野の憲法ともいうべき同法の成立が優先され、続くタクシン政権での優先課題となることになる皆健康保険については将来的課題とされていたことである。つまり「総論」が優先され、「各論」が先送りされていたのである。まずチュアン政権にいたるまでの過程をみると、1996年に次官室健康保険事務局とEUの援助を受けながら皆健康保険導入に向け動いていた保健サービス・システム改革計画事務局[8]が、下院保健委員会と協力して国民

第3章 「運動」の制度化プロセス

健康保障法案の条文を作成していたが、当時の保健省上層部がこれに待ったをかけた。さらにチュアン政権下でも、2000年に「保健システム研究所」がタイ開発調査研究所のアムマーン・サヤームワーラー博士を座長とする研究会に委託して皆健康保険に関する提言を求めたが、現在のタイの経済レベルでは保険財政を維持するのが困難であり、導入には時間をかける必要があるとの結論を出した(Ammar and others 2001)。チュアン民主党や保健省サイドもそのように考えていた。したがって「保健システム研究所」は、さしあたりチュアン政権の地方分権化政策を手段化しながら健康システム改革を実践することを志向したのであるといえよう。

　具体的には、「保健システム研究所」は1999年末に、その法案化も視野に入れた健康システム改革案を閣議に提出し、2000年1月には健康システム改革運動の中核を担う組織として健康システム改革事務局を設置していた。同じ時期に上院の保健委員会も1997年憲法の精神に則った健康システム改革に向け準備を行っており、3月には『国民健康システム・レポート—1997年憲法に則った健康システム改革に関する提案』と題する報告書を作成した(Khana kammathikan satharanasuk utthisapha 2000)。その結果、政府は健康システム改革の法制化に合意し、7月に「国民健康システム改革に関する首相府規則」を発表、そのなかで首相を長とする「国民健康システム改革委員会(Kho.Po.Ro.So.)」を設置し、その下部機関として「国民健康システム改革事務局(So.Po.Ro.So.)」[9]を「保健システム研究所」内に置くことを明記した。これを受けて8月9日にチュアン首相が主催する第1回目の会議が開催され、4つの小委員会、すなわち「学術委員会(委員長：カセーム・ワッタナチャイ枢密院顧問官)」、「社会協力促進委員会(委員長：プラウェート・ワシー医師)」、「広報委員会(委員長：スパットラー・マーサディット首相府大臣)」、「法案策定委員会(委員長：パイロート・ニンサーノン医師)」の設置が決まったのである。

　実はこの第1回目の会議の1週間後に、「保健システム研究所」は「コミュニティの知恵からタイ国民の健康へ」と銘打った第3回研究会議を開いている。その際にウィプット所長、ソムサック・チュンハラット前所長、スウィ

ット・ウィブーンポンプラサート医師ら5人の連名で提出されたペーパー『国民健康システム改革に向けて』が、この改革の背景・理念を知る手掛かりになる。そのなかで、「1999年国家教育法」が外国との比較研究という手続きをほとんど取らなかったのに対し、国民健康法案はアメリカ、イギリス、カナダ、台湾、フィリピンなどの保健システム改革を研究したうえでの産物であると指摘している[10]。そして、そこから得られた重要な教訓とは、①多くの国で国民皆保険を実現したが、家計の医療費支出と保険支払いが急激に増加し、これを経済成長指標の増加の枠内に収めるのが困難な状況にある、②健康維持努力よりも権利としての医療受診行為の方にインセンティヴ(phon top thaen)が働きやすい、したがって国民皆健康保険を医療サービスの保障に矮小化してはならない、すなわち健康であることに対するインセンティヴを与える方策を同時に採用せねばならないということであった(Wiphut and others 2000: 101)。

　他方、国民健康システム改革事務局長のアムポン・チンダーワッタナ医師は、ウィプットらのレポートで指摘された同じポイントを「健康のための公共政策(nayobai satharana phuea sukkhaphap)」という概念を用いて説明する。まず、「公共政策(nayobai satharana)」の核心は字面の上にあるのではなく、それを実行するうえでの「運動(krabuankan)」にあるのであり、あらゆるステイク・ホルダーがその形成・実施・監視・改革に関与せねばならないという。そのうえで「健康のための公共政策」とは、健康ないし健康な状態に重点を置く公共政策であり、保健医療サービスの拡大、国民皆保険、プライマリ・ヘルスケア、エイズ対策といった「保健政策(nayobai satharanasuk)」とは峻別せねばならないとする。すなわち、「健康のための公共政策」は「保

図3-4　「公共政策」「健康のための公共政策」「保健政策」の連関

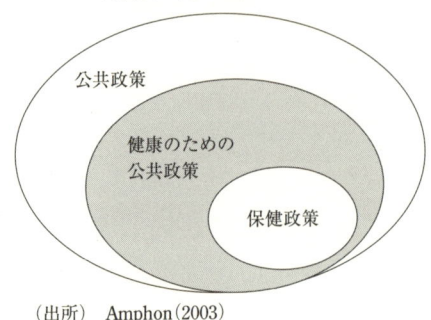

（出所）　Amphon（2003）

第3章 「運動」の制度化プロセス

表3-1 健康システム改革に向けた動き

時期	内容
2000年1月	保健システム研究所評議会、健康システム改革事務局の設置を承認。国民健康システム改革運動の調整を行う中核組織。
2-6月	上院保健委員会、健康システムおよび健康システム改革に関する知的枠組み15項目を再検討、再統合するための作業を開始。広範な健康改革運動の展開のための知識形成と国民健康法案を策定するのがその目的。
3月	上院保健委員会、新憲法に即した健康システム改革を趣旨とする報告書『国民健康システム・レポート:1997年憲法に則った健康システム改革に関する提案』作成。
7月	首相府、「2000年国民健康システム改革に関する規則」を発表、首相を委員長とする「国民健康システム改革委員会」を設置することなどを明記。
8月	「国民健康システムに向けた市民討議」と題するセミナー実施。1,500人が参加して健康システム改革の方向性を議論。これと平行して12の市民グループがフォーラムを組織し意見交換。
8-11月	保健システム研究所内で健康システム改革に向けた基礎調査が実施される。
11-12月	国民健康システム改革に関する第1次概念的枠組みが発表される。
2001年1-8月	市民的価値が改革アジェンダに反映されるべきとの意識を広範囲に展開すべく、市民グループ、コミュニティ、公的機関などの各レベルで合計500以上のワークショップ、フォーラムを実施。
9月	市民社会組織が「健康改革バザール」を実施、意見交換。参加者は15万人。国民健康会議の模擬会議を実施、健康システム改革理念を内容とする宣言が出され、参加した副首相に手渡される。
10-12月	国民健康法案の主たる内容についてのドラフトが作成され、市民社会組織に配布される。
2002年2-4月	550の郡で市民フォーラムが開催され、延べ4万人以上がこれに参加。
4-5月	郡レベルの市民フォーラムによる検討および保健システム研究所のタスクフォースによる再検討を経て、国民健康法案の第1次案が作成される。
6-7月	各県で県レベルの健康フォーラムが開催され、国民健康法案第1次案が検討される。
8月	2002年国民健康会議が開かれ、国民健康法案第1次案を討議。4,000人が参加。
9月	国民健康システム改革委員会、国民健康法案第1次案を承認。
10月	国民健康法案が閣議に上程される。
11月	国民健康法案への賛同を求める署名活動が行われ、470万人が署名、下院議長に手渡される。
12月	閣議提案に際し、法案審査委員会が国民健康法案を検討。保健省官僚が関係機関との調整を理由に、1ヶ月の検討期間を要請。
2003年1月	民間病院の医師グループが保健省に対し、国民健康法案阻止のためのロビー活動を行う。同法案が民間病院の経営を圧迫するというのがその理由。
1月	関係組織が法案を再検討、一部修正で合意に達し、最終案を作成。
6月	閣議、法案の継続調査のため、国民健康システム改革委員会と国民健康システム改革事務局の作業期間を2年間延長する旨決定。
8月	国民健康会議が開かれ、ローカル・レベルのアジェンダがいかにナショナル・レベルの政策に接合されるべきかを協議。市民社会組織から2,000人以上が参加。

2004年9月	「安全な農業・無害な食品・安心な生活」をテーマとする国民健康会議がノンタブリー県ムアントーンターニーで開催される。
2005年7月	「安心と幸福」をテーマとする国民健康会議がノンタブリー県ムアントーンターニーで開催される

(出所)　Komatra(2004)、Nation紙、首相府広報、保健システム研究所資料などを参考に筆者作成。

健政策」よりも広義の概念であり、けがや疾病に対処する政策というよりも、それ自体を減少させ健康を増進させる、あるいはこれを推進する公共圏 (phuenthi satharana) を構築する政策である (図3-4)。これは、「個人」のライフスタイル改善や医学的手法の導入を強調する「アメリカ型ヘルス・プロモーション」に対して、「集団」ないし地域活動の強化を強調する「ヨーロッパ型ヘルス・プロモーション」概念ないし「WHO型ヘルス・プロモーション」概念として理解されているものであり、社会科学領域との連携を重視する立場である。さらに保健システム研究所は、この考え方を一般に分かりやすく「構築が修理を導く (sang nam som)」という形で翻訳、スローガンとした。すなわち同様に健康の「構築」が病院治療すなわち「修理」に先立つというわけである。

　2001年1月に入って「保健システム研究所」は地方自治体や市民組織などと協力しながら、健康システム改革を、市民組織を巻き込んだ「運動」にまで高めていった[11]。このプロセスを時系列に整理したのが表3-1である。こうした運動を経て2002年に「国民健康法案」が策定されたわけだが、各章ごとの骨子は以下のとおりである。第1章—目的、第2章—健康に関する権利、義務、保障、第3章—国民健康委員会の構成、第4章—国民健康委員会事務局、第5章—健康会議の構成 (地域健康会議、国民健康会議)、第6章—健康政策 (健康増進、健康阻害要因の除去、公共保健サービスの質の保証、伝統医療、健康に関わる消費者保護、健康に関する知の体系・情報、公共保健サービスに関わる者に関するガイドライン、公共保健サービス財政)。

　これら一連の流れのなかで考慮に入れる必要があるのは、改革遂行のための戦略的アクター論ともいうべき、プラウェート・ワシー医師の「山を動か

第3章 「運動」の制度化プロセス

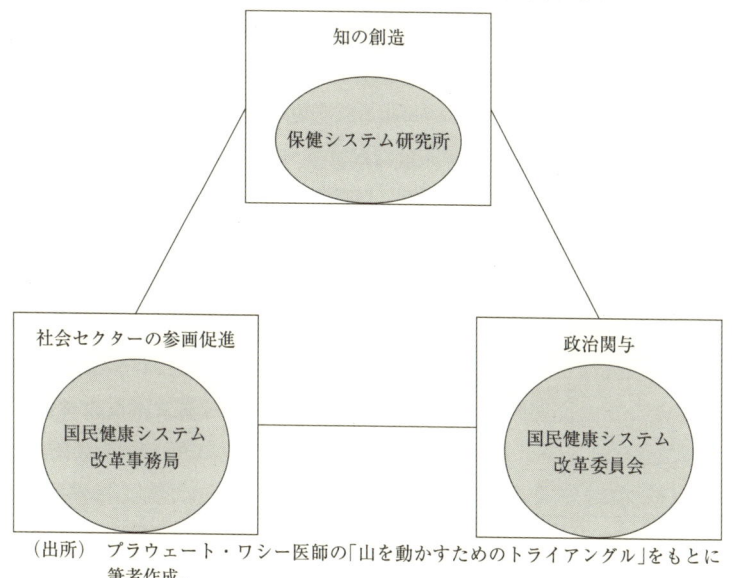

図3-5 健康システム改革推進のためのトライアングル

```
              知の創造
           ┌──────────┐
           │ 保健システム研究所 │
           └──────────┘
                  /\
                 /  \
                /    \
   社会セクターの参画促進    政治関与
   ┌──────────┐   ┌──────────┐
   │ 国民健康システム │   │ 国民健康システム │
   │ 改革事務局    │   │ 改革委員会    │
   └──────────┘   └──────────┘
```

（出所）プラウェート・ワシー医師の「山を動かすためのトライアングル」をもとに筆者作成。

すためのトライアングル」論である[12]。これは保健省の文書にも散見されるもので、たとえば『保健省年次報告 1999-2000』でも引用されている（Krasuang satharanasuk 2001: 436）。この議論は、改革を遂行するためには①「知」を構築するアクター、②「社会運動」を触媒するアクター、③運動を「政治」に接合するアクターという三者が必要であるというものである（Prawet 2003: 26）。これを健康システム改革に適用すると、**図3-5**のようになるであろう。

しかし 2003 年 1 月 21 日の法案審査委員会（第 3 委員会）は、2002 年 8 月の「国民健康会議（samatcha sukkhaphap haeng chat）」すなわち市民参加の手続きを経て成立した国民健康法案を一旦承認し、1 月 22 日の閣議審議にかけようとしたものの、1 月 21 日のタクシン首相の指示により、閣議審議事項からこれが外されてしまった。医療訴訟の多発につながりかねない第 22 条（政府、自治体組織の行為に起因する健康被害に対して市民が訴訟を起こす

権利を明記)、国立の医療機関の利潤追求を規制する第71条に対して、病院による法案反対ロビー活動や保健省内の反対派から抵抗があった点、法案の一部条項が「2002年国民健康保障法」、すなわち政府の重点政策である30バーツ医療制度の内容と重複しているという点(第6章の公共保健サービス財政に関わる条項)についてタクシン首相が憂慮したことがその背景にあるといわれている。さらにタクシン首相自身は、法案の「社会主義的」性格を大いに懸念していた。結局、チュアン政権下で公認されていた先述の意味での「総論」が、続くタクシン政権下で否定されてしまったのである。

2003年8月の国民健康会議以降、初期の活動において主導的な役割を果たした県自治体など地方自治体の健康会議への関与が徐々に減少していった。これはタクシン政権が明らかに法案に対する反対の姿勢を示したことによるが、これを契機に「国民健康システム改革委員会」の政策に変化が生じ、健康会議の運動プロセスが転換した。すなわち、コミュニティ・レベルでの「学習・研究」に重心が移動したのである。こうした変化の具体的中身は、2004年に開催された保健システム研究所の研究会議「保健システム研究所の12年」の成果報告からみてとることができる(So.Wo.Ro.So. 2004)。すなわち「参加型研究」を強調し、さらに重要なことは研究結果そのものよりも研究プロセスにより大きな意義を見出している。また、研究行為は市民やコミュニティのニーズから出発し、さらにこれらを研究に参加させるべきであり、同時に研究活動はコミュニティのエンパワメント(kan phoem phalang)の手段として位置付けられるべきであるとする。報告書の引用文献としては、「研究支援基金事務局(So.Ko.Wo.)」とセーリー・ポンピット博士のものがほとんどであり、キーワードとしては「足るを知る経済」、「コミュニティの知恵」、「共同体文化」などが多用されている。

このように、タクシン政権への政権交代が起こるなかで、「国民健康法」成立を目指した国民健康システム改革事務局長のアムポン・チンダーワッタナ医師ら一部の「農村医師官僚」の活動の場は限定されることになった。しかし、チュアン政権下で「各論」として先送りされた皆健康保険がタクシン政権下で優先事項となるなかで、サグアン・ニッタヤーラムポン医師ら健康保険政策

第 3 章　「運動」の制度化プロセス

に関わってきた「農村医師官僚」の出番が早まる結果となったといえるが、これについては次章で詳述する。

　さて、2003 年の 1 年間、国民健康法案の審議は全く進展しなかった。これに対し法案の成立を目指してきた市民らは、新たに「市民による法律を提出する運動を推進するネットワーク」を結成し、2004 年 5 月、1997 年憲法に定められた市民による動議提出の権利にしたがい 12 万人の署名を集め、国会議長に提出した。これを受けて 2004 年 8 月になって閣議は審議を再開する方針を決定した。2005 年になって、閣議が承認した政府案と、市民組織が提出した法案が下院の審議に付されることになり、同年 12 月の下院第 1 読会すなわち 1 回目の審議で採決の結果、政府案を軸に審議継続する旨決まった。

　しかし、2006 年 9 月 19 日にクーデタが発生し、タクシン政権が打倒されたことで状況は一転する。すなわち審議が全くの振り出しに戻ったばかりか、タクシンの失権と、「農村医師官僚」出身のモンコン・ナ・ソンクラー元保健次官の保健大臣就任により、タクシン政権のもとでネックとなっていた議会内外の自由主義的勢力による影響を排除することが可能となったのである。2006 年 9 月から民政移管されるまでの 1 年間は、「農村医師官僚」の理念がほぼそのまま政策に反映された時期とみることができよう。モンコン大臣は就任後すぐに 2002 年当初案の上程書に署名し、立法議会に送付された。2006 年 11 月の第 1 読会でこれが基本承認され、法案の詳細を詰めるための委員会に送付された。この委員会の委員長には立法議会議員でもあるモンコン大臣、副委員長には「農村医師官僚」出身のチューチャイ・スッパウォン医師らが任命された。12 月に入ってこの委員会の意見を付した法案が第 2 読会にかけられ、マイナーな修正を経て、翌 2007 年 1 月に法案が第 3 読会を通過し、最終的に 2002 年当初案がほぼ原形のまま成立したのである。

　成立した「国民健康法」は全 55 条から成っており、構成は序文、第 1 章—健康に関する権利と義務、第 2 章—国民健康委員会、第 3 章—国民健康委員会事務局、第 4 章—国民健康会議、第 5 章—国民健康システム憲章となっている。2002 年に市民が提出した法案は 92 条から成り立っていたものが 55

条となったわけだが、これは、健康政策について細かく規定し、かつ病院の利潤追求を制限する条項等反対が多かった前述の市民提出案第6章については、法律に逐一書き込むことはせず、「国民健康システム憲章」として別途策定することになったためである。しかしながら、健康のための公共政策の理念や国民健康会議などは法律によって実体化した。

　法案の成立を受けて、保健システム研究所、国民健康システム改革事務局、医療機関品質開発認証機構が統合され、「国民健康委員会事務局(samnak-ngan sukkhaphap haeng chat)」が発足した。国民健康委員会事務局の初代事務局長となったのは、「農村医師官僚」出身で、それまで国民健康システム改革事務局長であったアムポン・チンダーワッタナ医師であった。さらに同事務局の運営委員会委員長は、同じく「農村医師官僚」出身のウィチャイ・チョークウィワット医師であった。前述のカセーム・ワッタナチャイ枢密院顧問官による保健医療政策形成モデルでいえば(図3-3)、「保健システム研究所」が「国民健康委員会事務局」に入れ替わったと考えることができると同時に、第1章で述べたように、保健省が「国民健康委員会事務局」に予算編成で意見を乞うという「制度」構造ができあがることで、図中のⓒが極めて顕著なかたちで実体化したといえよう。「農村医師官僚」は、前述の市民提出案の第6章をいわば玉虫色にするかわりに、国民健康委員会や国民健康会議に法的根拠を与え、ⓒのラインを強化するという現実路線を選択したわけである。

　チュアン政権下で進展した「保健システム研究所」、「国民健康システム改革事務局」、「国民健康システム改革委員会」の三者による「国民健康法」を通じた健康システム改革の動きは、タクシン政権下の「国民健康保障法」(30バーツ医療制度)の影響を受け、一時的には停滞を余儀なくされたが、最終的には妥協しながらも法案を成立させた。1992年の「保健システム研究所」設立から「国民健康法」成立のための「運動」にいたる過程においては、思想的な首尾一貫性が認められる。ティーラユット・ブンミーは、国民健康法案の背景に社会民主主義的痕跡を認め、「制度モデル(naeo khit choeng sathaban)」ないし普遍主義的福祉国家論との係わり合いのなかで論じている(Thirayut 発行年不詳:9–18、Thipphawan and others 2004: 48)。しかし、よく観察すると、

「農村医師官僚」自身が福祉国家の限界、もっといえば国民皆保険の限界をあらかじめ感じ取り、市民社会と「健康のための公共政策」の融合＝「福祉社会」を志向していたことがわかる[13]。そして、これらの一連の保健医療改革運動の思想的背景に、彼らが「プライマリ・ヘルスケア」政策の最前線で活躍していた時期の経験の存在があることを忘れてはならないだろう。

第3節　地方分権をめぐる保健省内の2つの立場

　「アユタヤー計画」は自治体との連携を強調し、また「国民健康法」の成立過程のとりわけ初期段階では県自治体などの関与が目立った。ここで、90年代以降の保健医療システム改革における地方分権の位置付けに言及しておく必要があろう。

　「アユタヤー計画」は医療サービス供給の分権化には必ずしも積極的ではなかった。法律上、地方自治体の権限が衛生や環境整備に限定されており、医療供給については法的に強制されていないことや、人材および予算不足などの理由から、「コミュニティ医療センター」設置への自治体の関与については、建設費の分担など限定的なものにとどめていた(Khrongkan wichai ayutthaya and So.Wo.Ro.So. 発行年不詳：32)。しかし、1997年のアジア通貨危機を契機に、保健医療分野において地方分権が急に浮上してくる。タイ政府はIMFやアジア開発銀行(ADB)から構造調整融資を受けたのであるが、ADBからの融資のコンディショナリティとして教育や保健医療分野における地方分権が課されたのである。ある意味、唐突に出てきた分権化政策であるが、保健省内には進んでこれに同調する勢力があった。「農村医師官僚」出身のチューチャイ・スッパウォン医師の「健康分野地方分権支援開発事務局」である。

　2000年10月30日付けの保健省令第947/2543号により、次官室内に健康分野地方分権支援開発事務局を設置し、1999年地方分権手続法に沿って具体的な分権化の形態やタイムスケジュールを調査したうえで最終的な実施計画案を策定させることとした。彼らが国家の力を相対化させている点は、「健康分野地方分権支援開発事務局」によるこの一連の分権化政策の内容から

も察知できる。

　一方、首相府地方分権委員会は、生活の質向上分野(これに保健や教育が含まれる)を含む6つの分権化対象分野[14]を特定した「地方分権マスタープラン」(2001年1月17日付け官報掲載)を策定した。これを受けて保健省は、1次医療(保健所レベル)・2次医療(コミュニティ病院レベル)・3次医療(一般病院・中核病院レベル)をタムボン自治体、テーサバーン、県自治体に個々に委譲するのではなく、良好なリファーラル・システムを確保すべく1次医療から3次医療までの医療供給ネットワーク(khrueakhai borikan sukkhaphap)を構築したうえで、これを広域自治体組織である地域健康委員会(khana kammakan sukkhaphap radap phuenthi: 以下 Ko.So.Pho. と表記する)に管理させる、さらに2004年度までに Ko.So.Pho. および医療供給ネットワークを法人化する法律を施行するなどといった付帯条件を付けた分権化計画を地方分権委員会に上申し、これが2001年9月27日に了承されていた。医療供給ネットワークの導入案は、フィリピンの保健医療分野における地方分権の失敗の教訓を背景としていることは明白であろう[15]。

　これに対し、タクシン政権下の2002年度予算(2001年10月～2002年9月)では、次官室が52県で Ko.So.Pho. を設置し、さしあたり県レベルの保健医療政策実施にあたってのアドバイザー機関としての役割を与えることとしたが、一部の県からはむしろ分権化を積極的に進めるべきとの意見が保健省に対して表明され、とりわけプーケット県との間では Ko.So.Pho. への完全な権限委譲を約束する覚書が交わされるまでになっていた。こうした下からの突き上げに屈する形で、地方分権委員会内に設置された、スラポン・スープウォンリー保健副大臣を委員長とする「保健医療業務に関する地方分権実施のための特別小委員会」は、4～12の県で「地方分権手続実行計画」にしたがって Ko.So.Pho. 制度を試験的に運用するとの決定を行った。これを受けて、スリン、スコータイ、チョンブリー、プラーチーンブリー、マハーサーラカーム、チェンマイ、プーケットの7県がこれに名乗りを上げた。

　しかし地方分権委員会は、保健省が提案した Ko.So.Pho. の「法人化」を最終的に「実行計画」に明文化することに難色を示し、さらに2001年11月24日

の閣議もこれを拒否した(Chuchai 2001 : 70-71)。また、「地方分権マスタープラン」を具体化する「地方分権手続実行計画」が発表され(2002年3月13日付け官報掲載)、この「実行計画」には7つの部局に関係する33の具体的な委譲項目が明示されるとともに、この33項目には次官室管掌の30バーツ医療制度も含まれ、目標年度が2003年となっていたが、タクシン政権は最終的に、保健サービス機関(特に国立病院)の独立法人化を目指すものの、地方自治体・市民組織の代表者からなるKo.So.Pho.による病院経営に対し否定的立場をとったのである。よって、2003年になって「国民健康法」の策定過程においても、県自治体など地方自治体の国民健康会議への関与が徐々に減少していったのである。

　その後の保健医療分野における分権化のスピードは極めて緩慢であった。2006年2月27日に保健省が地方分権委員会に提出した文書「健康分野における地方分権の指針(Naeothang kankrachai am-nat dan sukkhaphap)」によれば、2002年の実行計画で定められた委譲対象項目合計33項目のうち、2005年2月の段階で委譲が完了したのは、次官室の健康啓発開発支援費、保健局の未熟児支援費、上水道普及費、母子健康支援費、青少年健康支援費、勤労者健康支援費、児童および高齢者健康支援費の合計7項目、予算総額にして16億4,400バーツで、保健省の2004年度予算総額777億2,070万バーツ[16]の2.1％に過ぎなかった。

　こうしたなか、保健医療分野における地方分権については、「農村医師官僚」の間で明らかに異なる立場が存在していた。チューチャイ・スッパウォン医師の「健康分野地方分権支援開発事務局」は、広域自治体組織である「地域健康委員会」を法人化したうえで、一般病院やコミュニティ病院の経営を任せようとしたのに対し、たとえばサグアン・ニッタヤーラムポン医師の国民健康保障事務局は、地域保健医療が地方政治の利権構造に搦めとられてしまうことを懸念して、分権化には極めて慎重な立場をとったのである。この点については、第6章で詳述する。

●注

1) 保健所が、コミュニティ病院を飛び越えてより一段階上位の一般(県)病院に患者を送致することがごく一般的にみられた。また、第2章で述べたように、リファーラルの円滑化のために80年代に設置された「郡保健調整委員会(khana kammakan prasan ngan satharanasuk radap amphoe: Kho.Po.So.O.)」は必ずしも良好に機能しなかった。
2) 1982年に保健省からのオファーを得たが、実際に研究留学を開始したのはその2年後のことである。
3) 同医師も30バーツ医療制度の設立に関わった医師である。
4) ただし、アユタヤー計画の前に、シーサケート県クンハーン郡でプラウィ・アムパン医師が同種の小型プロジェクトを実施していた。
5) 前者は総合医であるヨンユット・ポンスパープ医師が、また後者は同じく総合医であるセークサン・チャワナディールート医師が、郊外および農村区域への拡張については、県医監のタウィーキアット・ブンヤパイサーンチャルーン医師が統括するという分業体制がとられた。
6) 人件費、設備の減価償却費などの固定経費および薬剤費(1日30人の受診で1回当たりのコストが50バーツと計算)など総コストに対し、診療代を一回80バーツとすれば「コミュニティ医療センター」の維持が可能であるという試算に対し、住民側は70バーツが適切であるとの意見が大勢を占めたため、さしあたりこの診療代でスタートすることとなったのである(Khrongkan wichai ayutthaya and So.Wo.Ro.So. 発行年不詳: 25–26)。
7) しかし、トップダウン的政策運営を目指したタクシン政権では、90年代まで機能していたⒷの回路が軽視され、再びⒶの回路に戻る力が働くようになったといえよう。
8) 次官室健康保険事務局も次官室保健サービス・システム改革計画事務局も、当時はサグアン・ニッタヤーラムポン医師が事務局長を務めていた。
9) すでに触れたが、事務局長には「農村医師財団」出身のアムポン・チンダーワッタナ医師が就任した。
10) 「保健システム研究所」は、保健官僚や研究者に依頼して12か国の健康システム改革についての研究報告を作成している。たとえばサグアン・ニッタヤーラムポン医師はニュージーランドの健康システム改革についての報告書を作成している(Sa-nguan 2000)。

11) 同じく2001年1月に実施された総選挙でタイ愛国党が勝利し、タクシン政権が成立した。
12) この「山を動かすトライアングル」論を用いた事例分析としては、禁煙運動のネットワーク化について研究したParichat(2002)がある。
13) 福祉国家と市民社会の関係については、上村(2003)および末廣(2003)が詳しい。
14) 生活の質向上分野以外には、基礎構造分野、社会秩序治安分野、商業観光分野、環境保護分野、文化分野の5つが規定された。
15) フィリピンでは1991年地方政府法の成立を受けて、93年までに医療機関および職員(45,896人)の地方政府への移転が完了した。しかし、地方政府間における財政調整システムの欠如からサービス供給が非効率化し、リファーラルのシステムが分断化されるという弊害が生じた(Lieberman & others 2005: 165)。また、保健所とその上部組織である地区保健局の上下の指令関係が崩れ、保健所で医師不足が生じた場合、地区内の医療機関からの調達が所轄自治体間の交渉に委ねられることになり、そのため合意や契約をめぐる取引費用が増大した(黒岩 1997: 235)。
16) これには「30バーツ医療制度」会計325億7,280万バーツを含む。

第4章
「30バーツ医療制度」の政策決定過程
――「対立」と「同盟」に関するアクター分析――

はじめに

　1990年代後半以降、韓国や台湾をはじめとする北東アジアにおける後発福祉国家(地域)の社会保障に関する議論が活発となり、方法的には政策決定過程論やレジーム論等の立場から、また対象範囲としては一国、北東アジア域内における比較研究、トランス・リージョナルな比較研究といった枠組みからアプローチする成果が数多く発表されるようになった。

　これに対し最近、東南アジアについても徐々に各国の制度の紹介や比較研究がなされるようになってきている[1]。しかし一国レベルにおける詳細な政策決定過程論的研究はほとんどないのが現状である。1990年代に入って福祉国家を志向し始めたかにみえるタイについて、まず「地域研究」の側からかかる政策形成プロセスを解明しようというのが本章のねらいである。具体的には、2001年4月以降段階的に導入された30バーツ医療制度の政策形成・決定・実施にいたるプロセスを考察する。なお、30バーツ医療制度について言及している末廣(2003)は、制度導入における政治家(2001年の総選挙で第1党となったタイ愛国党党首のタクシン首相[2])のリーダーシップと1997年憲法制定などにみられる民主化の流れに着目しているが、本章では政治家と保健官僚の関係に焦点を当てたい。

　結論を先取りしていえば、30バーツ医療制度の確立は、保健省内における2大思想の1つである「地域保健医療の拡充重視路線」を掲げる「農村医師官僚」[3]と、新しい統治システムを志向するタイ愛国党が「同盟」した結果で

あると捉えることができよう。保健省内には、「保守派官僚」が掲げる「医療の高度化推進路線」と、先の「農村医師官僚」が掲げる「地域保健医療の拡充重視路線」という2つの対立する思想が伝統的にあり、しばしば人事抗争に発展したという経緯があった。これを保健省の予算配分システムの視点から捉えなおすと、それまでは高度医療設備を持つ中核病院(病床数500以上)や一般病院(病床数150-500)に相対的に厚く予算配分される仕組みになっており、「保守派官僚」が掲げる「医療の高度化推進路線」に沿った形になっていた。これに対し、30バーツ医療制度導入の核心は、「農村医師官僚」がタイ愛国党と提携しながら、対象人口規模を算定根拠とする「人頭割配分制度」を契機にこうした保健省内の資源配分システムを根本的に変え、より基層レベルのコミュニティ病院(病床数10-150)や保健所に資源が行き渡るよう組み替えようとした点である[4]。

　一方、30バーツ医療制度を政治システムの視点から捉え直すと以下のようになろう。すなわち、CEO型政治、ポピュリスト的政権などと形容されるタクシン政権は、議会制民主主義の回路により正当化された中央集権的な開発体制を新たに構築すべく、農民・インフォーマルセクターからの支持調達を長期的に保証するような政治体制を創り上げようとした。それまでのタイ政治における政権と選挙民との関係は、地方の有力政治家およびその派閥を中間項とした利益誘導政治によって説明されてきたが、タクシン政権はこうした伝統を打破し、村落基金や30バーツ医療制度という中央と直結する回路を通じた、「中抜き」の「直接的」資源配分と支持調達のメカニズムを5年間という短期で確立したのである。

第1節　「低所得者医療扶助制度」
—— 30バーツ医療制度構築の制度的コア ——

　30バーツ医療制度がタクシン政権成立2か月後の2001年4月という早い時期に導入に着手することが可能であった理由として、官僚側の即応体制をまず指摘せねばなるまい。すなわち、1975年に導入された「貧困患者(phu puai anatha)医療扶助制度(So.Po.No.)」ないし「低所得者医療扶助制度(So. Po.Ro.)」や、1983年導入の母子保健開発基金計画に端を発する健康カード・スキーム[5]など、同制度の基礎となる多くの蓄積が保健省内に存在していたのである。

30バーツ医療制度以前のタイにおける社会保障スキームには、社会福祉スキーム(SWS、=先述の「低所得者医療扶助制度」)、公務員・国営企業労働者医療保障スキーム(CSMBS)、社会保障基金スキーム(SSS)、労働者補償スキーム(WCS)、健康カード・スキーム(先述)、民間保険などがあり、さらにスキーム適用外の無資格者がいた。30バーツ医療制度は、これらのうちの社会福祉スキーム(2000年時で2,000万人／総人口比33％をカバー)、健康カード・スキーム(7～800万人／12％をカバー)を改組統合し、これに無資格者(1,550万人／25％)を加えた人口をサービスの対象とするものであった。以下、30バーツ医療制度構築に際しての制度的コアとなった社会福祉スキームについて概観しておこう(**表4－1参照**)。

タイにおける「低所得者医療扶助制度」は、ククリット政権下の1975年に開始され、病院担当者が月収1,000バーツ以下と認定した低所得者に対し、無償医療を提供することとした(避妊治療など15の診療項目を除く)のがその端緒である。1981年以降、初めて3年間有効の「福祉カード」が郡長名で発行されるようになり、認定手続きを経たのちに更新が可能となった[6]。その後1994年には、「低所得者医療扶助制度」がいずれの社会保障スキームによってもカバーされない60歳以上の高齢者、12歳以下の子供、障害者、退役軍人、僧侶にまで拡大された。「低所得者医療扶助制度」の財源は、30バーツ医療制度と同じく一般税(general taxation)であった。予算は、まず実績主義(過去の登録受給者数、延べ通院回数に基づき、また年齢構造によって調整)に基づいて保健省から県に配分され、さらに県委員会の決定によって一般(県)病院、コミュニティ病院、保健所に配分された(Viroj, Siriwan & Samrit, 2003: 113–117)。

最も重要なのは、「低所得者医療扶助制度」を管轄すると同時に、「農村医師官僚」の中心的人物で30バーツ医療制度の生みの親ともなったサグアン・

表 4-1　30 バーツ医療制度導入以前の医療保障制度に関する流れ

1910 年	外国企業が健康保険サービスを開始したのに伴い、民間保険規制法がはじめて施行される。
1945 年	政府は、医療機関の判断により貧困者の医療費を免除できる制度を導入。
1954 年	社会保険法を導入しようとする動きが出たが成功しなかった。商業車に対する強制適用などを定めた陸運第三者保護法が施行される。
1963 年	政府は公務員への医療費補助に関する規則を発表。
1967 年	「生命保険法」および「災害保険法」が施行される。
1973 年	労働災害補償のための基金が設立される。
1975 年	低所得者医療扶助制度(いわゆる So. Po. Ro.)が開始される。財源は一般財源。
1978 年	タイにおける最初の民間健康保険会社が設立される。
1979 年	「低所得者医療扶助に関する保健省規則(1979 年)」が出される。医療機関の判断により、月収 1,000 バーツ以下の独身者、月収 2,000 バーツ以下の世帯が対象となる。
1980 年	公務員の医療費保障に関する規則、官報掲載。
1981 年	「低所得者医療扶助に関する保健省規則」改正、独身者の月収基準が 1,500 バーツ以下に引き上げられる。世帯の場合は据え置き。
1981 年	「低所得者医療扶助に関する首相府規則(1981 年)」が出され、村落委員の判断に基づき、世帯毎に 3 年間有効の福祉カード(bat songkhro)が発行される。医療機関の指定はなくすべての政府医療機関で利用可能。財源については一般財源から特別財源に移行された。
1982 年	低所得者医療扶助制度が拡充され、薬の購入に限って扶助給付を受けることができる者を「Ko. 種」、同制度の受給資格は基本的にはないが、特定回数の治療において医療機関長が認めた場合のみ受給が可能になる場合を「Kho. 種」とする。
1983 年	「健康カード(bat sukkhaphap)」計画が開始される。村落内で村民拠出による基金が設立され、主として母子健康医療に活用される。
1984 年	「低所得者医療扶助に関する首相府規則(1981 年)」が廃止され、「同規則(1984 年)」が出される。医療機関の指定が加わり、カードに記載されている出生地の保健所および病院の 2 か所でのみ利用可能となる。
1984 年	「健康カード」計画第 2 期が開始され、家族単位のカードが発行される。
1987 年	「低所得者医療扶助カード」の発行(第 3 期)が行われ、カードに記載されている出生地の保健所ないし病院の 1 か所においてのみ利用可能となる。
1989 年	政府が、60 歳以上の高齢者の医療費を完全無料とする政策を発表。
1990 年	「1990 年社会保障法」が施行され、20 人以上の事業所の従業員が強制加入となる。
1991 年	「低所得者医療扶助カード」の発行(第 4 期)が行われる。
1991 年	「1991 年身体障害者の能力回復に関する法律」および関連の省令が出される。
1991 年	「健康カード」計画第 3 期が開始され、実施にあたって「保険」原則が採用されるようになる。
1992 年	政府が、12 歳までの第 1 子、身体障害者、退役軍人、僧侶、見習僧の医療費を完全無料とする政策発表。
1992 年	「1992 年交通事故被害者補償法」が制定される。
1994 年	「低所得者医療扶助に関する首相府規則(1984 年)」が廃止され、「1994 年国民医療福祉に関する首相府規則(1994 年)」が出される。新たに「国民医療福祉カード(bat So. Po. Ro.)」が発行される(低所得者医療扶助カードを含めると第 5 期)。月収 2,000 バーツ以下の独身者、同じく 2,800 バーツ以下の世帯が対象となる。世帯毎にカードが発行され、利用できる医療機関 1 か所のみ。村落のリーダー、保健ボランティア、およびその家族もこの制度の対象とする政策が打ち出される。

1994 年	「1990 年社会保障法」の強制適用が 10 人以上の事業所となる。
1998 年	「国民医療福祉カード」が発行される(第 6 期)。発行形態が世帯毎から個人毎に変更され、コンピュータに登録されることになる。出生地で受診、保健所を含む医療機関がネットワーク化され、国家レベルおよび県レベルの委員会によって制度が運営される。予算配分方式が県毎の人頭割りとなり、また高額医療費については「再保険方式(reinsurance)」が採用される。さらに「診断グループ別支払い方式(diagnostic related groups: DRGs)」および「総額予算方式(global budget)」が採用される。
1999 年	世界銀行の「社会投資計画(Social Investment Project: SIP)」から、経済危機の影響を受けた国民 150 万人分の医療費補助予算として 2,780 万ドルの融資を受ける。その後、同予算を 6 県(パヤオ、ヤソートーン、ナコーンサワン、サムットサーコーン、パトゥムターニー、ヤラー)における「低所得者医療扶助制度(So.Po.Ro.)」に転用することで世界銀行と合意。

(出所) Phongphisut(2004: 2-12)などをもとに筆者作成。

ニッタヤーラムポン次官室健康保険事務局長(当時)らが、当時の保健省の予算配分システムを根本的に改革しようとしたことである。すなわち、1997 年にポーンチャイ・ヌットスワン首相府予算局次長に掛け合い、1998 年度からこの「低所得者医療扶助制度」の予算配分システムを、人頭割配分(capitation)、すなわち当該病院が管轄する対象人口ごとに予算配分する仕組みに変更する旨合意させたのである。保健省と首相府予算局は、「低所得者医療扶助制度」における 1 人当たり換算の年間の予算額を 280 バーツとすることで合意した。この変更によって自選挙区に多くの予算を配分させようとする政治家の介入を排除することが可能となったとサグアン自身述べている(*Matichon,* Dec.13,2003)。2000 年時点で保健省予算全体の約 15％に相当する 70 億バーツの規模を持つ「低所得者医療扶助制度」予算(Wirot & Anchana 2002: 125-126)が人頭割配分を採用することになったことの意味は大きかった。

「低所得者医療扶助制度」は、今挙げた財源=一般税、人頭割配分方式以外に、郡内の保健医療行政においてコミュニティ病院に強い権限を与える点などを運用上の特徴としていた。「低所得者医療扶助制度」の対象者は、その後 30 バーツ医療制度導入に伴い、そのまま同制度の「トー種(Bat thong muat Tho.)」[7]に移行したが、制度運用面でも上述の仕組みがそのまま採用された。2002 年の 30 バーツ医療制度関連の予算規模は保健省予算総額 659 億バーツ

の72.8％を占める480億バーツに達したが(Wirot & Anchana 2002: 25-26)、その実態は上述のような意味での「低所得者医療扶助制度」の拡張であったと考えることができよう。

次にこうした予算配分システムの変更を、保健省内の「政治」構造変化との係わり合いでみておこう。まず従来、医療サービス供給のほぼすべてが、中核病院と一般病院を管轄する「次官室地方病院課」と、コミュニティ病院と保健所等[8]を管轄する同「地方保健課」によって管理されており、前者が190人、後者が230人の職員を擁し、この2つの課で実に300億バーツの予算を握っていた。他方1997年時点で、中核病院と一般病院が合わせて92か所あり、合計38,642の病床を持っていたのに対し、コミュニティ病院は726か所で病床数は27,230に過ぎなかったが、当時の予算配分システムでは、主として病床数や医療設備等を基礎にして配分されるので、高度医療設備を持つ中核病院と一般病院に厚い予算配分となっていた。また、「地方病院課」と「地方保健課」では予算算定方式が異なり、同じスペックの資材の購入、同じ規格の病棟の建設でも異なる単価が用いられることがあった。また昇進面でも差があり、中核病院や一般病院の院長ではC-9、C-10階級に行けることもあったが、コミュニティ病院の院長ではC-9に行けることはまずなかった(Wirot & Anchana, 2002: 114-115)。

一方、旧来の資源配分システムは、コミュニティ病院の地域分布自体において不平等をもたらす結果となっていた。すなわち、たとえば東北タイのノーンブアラムプー県では医師1人当たりに対する人口が2万5,000人であったのに対し、バンコクではこれが1,000人であった。また、同じく東北タイのシーサケート県カンタララック郡は20万の人口に対して90床の規模の病院が1つしかなく、他方、同郡と同じ人口規模を持つ南タイのパンガー県や中部タイのシンブリー県には100床以上持つ病院が6つあった。そこで人頭割予算配分システムを導入してこうした医療格差を解消しようとしたわけである(Sa-nguan 2005: 94-95)。

以上のように、30バーツ医療制度の核心は「低所得者医療扶助制度」の予算配分システムを継承・発展させたことであり、より基層レベル(コミュニ

ティ病院、保健所等)に資源が行き渡るように予算配分システムを組み替えることを通じて、保健省設立以来続いてきた人的面を含む資源配分の仕組みに根本から変更が加えられることとなった[9]。

次にこうした変革がどのような過程を経て実現したのかをみてみよう。

第2節 「農村医師官僚」とタイ愛国党の同盟

[1] サグアン医師の役割

30バーツ医療制度導入推進に向けて中心的な役割を果たしたのが先に触れたサグアン・ニッタヤーラムポン医師である。サグアンはマヒドン大学医学部の学生であったククリット政権時から健康保険の導入に関心を持ち、サン・ハッティーラット医師やプラサーン・ダーンチャイ医師などこの分野に造詣の深い社会派医師に対し、自らが編集に関わっていた雑誌への寄稿を依頼した(Sa-nguan, 2005: 27)。他方、保健省は1970年代半ばから健康保険に関する調査研究を開始している。1976年からは外国人アドバイザーの協力を得て職員に健康保険の知識を吸収させるとともに、イギリスをはじめとする外国に留学させた。最も関係が強かったのがロンドン大学衛生熱帯医学院で、サグアンもベルギーのプリンス・レオポルド熱帯医学研究所で修士号を取った後、ここで研修を受けた[10]。

1990年に導入された、民間事業所被雇用者向けの社会保障基金(SSS)の設立に関わったサグアンは、保健省で自らが管轄していた「低所得者医療扶助制度」や「健康カード計画」を拡充して最終的に国民皆保険を実現することを構想していた。サグアンのもとでは、ロンドン大学で医療経済学を修めたウィロート・タンチャルーンサティアンとスパシット・パンナールノタイという2人の医師がおり、前者が「公務員・国営企業労働者医療保障制度(CSMBS)」を、後者が「健康カード計画」を研究しており、またサグアン自身は「低所得者医療扶助制度」の専門家であった。他方、彼らは学界との交流を深めた。タマサート大学経済学部のシリラクサナー・コーマン、ダーオ・モンコンサマイ、プルーンピット・サットサグアン、チュラーロンコーン大学

経済学部のティエンチャーイ・キーラナン、ソムキット・ゲーオソンティ、タイ開発調査研究所(TDRI)のマッタナー・パナーニラマイらと頻繁に意見交換を行った。こうしてタイ国内で官と学の連携が深まるなか、1993年に国家経済社会開発庁(NESDB)と世界銀行が、アメリカの医療経済学者ウィリアム・シャオ(William Hsiao)を招いてタイの医療経済に関するセミナーを実施し、各制度の評価について検討を行っており、この会議が皆保険に向けての重要な契機となったとサグアン自身は回想している(Sa-nguan 2005: 63-64)。その一方で、サグアンは皆健康保険導入に関する具体的プランについて、民主党、タイ国民党、セーリータム党等の政治家に話を持ちかけていたが、予想される予算規模の大きさからいって実現性はないとして相手にされなかった[11]と回想している(*Bangkok Post,* Mar. 4, 2005)。

　さらに、バンハーン政権下の1996年になって、サグアンの仲介により保健省とEUの共同事業である「保健サービス・システム改革計画(Khrongkan patirup rabop borikan satharanasuk)」が開始される。この計画をきっかけに、プライマリ・ヘルスケアのモデル確立と国民皆健康保険の実現に向け、内外研究者、保健医療関連従事者、市民組織の間で共同研究と啓蒙活動が開始される。同年に保健省、保健システム研究所、保健サービス・システム改革計画事務局、EU、WHOがナコーンラーチャシーマー県で、"Health Care Reform: At the Frontier of Research and Policy Decisions"と題する会議を実施し、プライマリ・ヘルスケアのモデル確立と国民皆健康保険の実現における研究と市民の参加の重要性を確認した。さらに同じく1996年に健康カードを管轄する次官室健康保険事務局と保健サービス・システム改革計画事務局[12]が、下院保健委員会小委員会(委員長：コンケン県選出ソムサック・クングン議員)と協力して「国民健康保障法案」を作成した。実は2002年にタクシン政権下で成立した「国民健康保障法」のたたき台はすでにこの時点でできあがっていたのである。しかし、その直後に政権交代があり、法案を提出する機会が失われてしまったのである。他方で、当時の保健省上層部がこれに待ったをかけたのだともいわれている。とはいえ、1997年から98年にかけて保健省は国民皆保険制度の視察のため、11か国に職員を送っている[13]。

第4章 「30バーツ医療制度」の政策決定過程

　一方、国民皆健康保険の実現における市民参加の流れも具体化していった。「国民皆保険制度の実現のための市民ネットワーク(Khrueakhai prachachon phuea ronarong sang lak prakan sukkhaphap)」がそれである。これに参加したのが、消費者財団、エイズ感染者・NGOネットワーク、インフォーマル・セクター・ネットワーク、障害者組織ネットワーク、女性組織、代替農業関連組織、スラム・コミュニティ関連組織、労働関連組織など11の市民組織である(Sa-nguan, 2005: 15)。11の市民組織は、サグアンらが1996年に準備した法案を基礎に自ら法案を作成するとともに、2000年10月から2001年3月にかけて法案の国会提出に必要なだけの6万人分の署名を集めた[14]。「国民皆保険制度の実現のための市民ネットワーク」の法案の骨子は以下のとおりである。すなわち、①階層間における、疾病リスクに対する支出の均等化と医療サービスの平等化、②保険サービスの重複回避のため、単一システム・単一基金とすること、③市民、政府(地方自治体)、NGOのそれぞれの代表者からなる国民健康保険政策委員会の設置、④サービスの品質維持のため前三者からなる委員会を設置すること、⑤保険基金の財源として、直接税、間接税、目的税、その他財源からの移転資金を充てること、⑥伝統医療の支援を通じて国民医療の選択肢を拡充すること、⑦人頭割り配分(capitation)制度をとるとともに、医療機関の地域ネットワークを構築し、そのなかに各被保険者を登録させること、⑧市民組織の役割を重視し、これを保険事業の管理者に加えることを妨げないこと、などである。しかしその後、国会で署名者名簿を確認したところ不備が発覚、新たに4,000人分の署名を集める必要が生じ、法案提出が頓挫してしまった。

２　「農村医師官僚」と「タイ愛国党」の同盟

　それでは政治家の方は皆健康保険導入に対してどのような態度をとっていたのだろうか。チュアン政権(1997年11月～2001年1月)の下で設置された国民健康システム改革委員会(Kho.Po.Ro.So.)は皆健康保険導入に向けて調査を進めていた。チュアン政権は、保健省の農村医師官僚と連携しながら、教育分野における憲法ともいうべき1999年国家教育法に相当するような国民

健康法の策定を構想しており[15]、その枠組みのなかで皆健康保険制度の導入を考えていたのである。同法の制定準備を目的として設置された国民健康システム改革委員会は、タイ開発調査研究所(TDRI)のアムマーン・サヤームワーラー博士を座長とする皆健康保険開発ワーキング・グループに対し、その導入に向けた調査と提言を求めていた[16]。

　彼らはアジア開発銀行(ADB)の協力を得て調査を進めていたが、当初、タイの現在の資源でもって皆保険を導入することは可能であると考えた。当時のタイの国民総医療費は年間2,500億バーツであったが、このうち民間医療支出、つまり国民の実費負担(out of pocket)が1,500億バーツ、比率にして全体の65〜70％であるのに対し、政府医療支出は30〜35％に過ぎなかった。他方、1980年代後半の高度成長期以降、国民医療費は年率10〜15％とGDP成長率を上回るスピードで増加していたものの、年間1,000億バーツの予算があれば、皆保険が運用できると試算した。当時、政府の保健医療関連予算が700億バーツ程度であったから、さらに300億バーツを捻出すればよかったのである(Sa-nguan 2005: 93-94)。国民が個々に実費負担しているものの一部を税なり保険料なりで徴収し、集合的にファイナンスすれば(collective finance)、より効率的な医療資源の使用が可能となると考えられたのである。

　同ワーキング・グループの最終提言の骨子は、①これは全国民の平等の権利であって社会福祉政策であってはならない、②サービスの購入者(purchaser)とサービスの供給者(provider)を分離する、③プライマリ・ケアと連動した良好なリファーラル・システムを持つネットワークを構築する、④医療機関ネットワークを前提にしたプライマリ・ケアを整備するとともに、利用者が登録ネットワークを選択できるようにする、⑤導入当初は、公務員、国営企業労働者、民間労働者、およびそれらの家族を対象とする社会保障基金と皆健康保険基金の2基金体制で出発し、将来的にこれを一本化する、などであった。このワーキング・グループの最終的な結論は、現在のタイの経済レベルでは皆健康保険財政を維持するのが困難であり、導入には時間をかける必要があるというものだった(Ammar and others, 2001)。チュアン民主党や当時の保健省幹部もそのように考えていたと思われる。

第4章 「30バーツ医療制度」の政策決定過程

これに対し1998年に結党したタイ愛国党は、1999年半ばから政策分野ごとに作業チームを組んだ。医療保健分野では第1次タクシン政権の副保健大臣となるスラポン・スープウォンリー医師ら4人が任命された[17]。同チームは、元保健省タイ式医療代替医療開発局長のウィチャイ・チョークウィワット医師[18]のアドバイスにしたがって、保健省における健康保険の第一人者で、EUとの共同プロジェクトを進めていたサグアン・ニッタヤーラムポン医師を招き、意見を聴取したのである。サグアンは、①酒税・タバコ税を財源とする健康増進基金の創設と、②皆健康保険制度の導入の2点を進言した(Amphon & Surani, 2003: 16)。選挙対策の観点から30バーツ医療制度の早期導入を政策優先順位の上位に置き、首相就任後その実施に最終判断を下したのがタクシン党首である。

そこで保健医療政策に対する彼自身の認識を確認しておくと、民間企業オーナー出身の彼がまず念頭に置いていたのが、それまでバラバラであった公的医療機関と民間医療機関を統一的システムの下に置き、資源の効率化を図る、つまり医療セクターにおける一種のパブリック・プライベート・ミックスを確立するという点であった。作業チームは、タクシンが研究を指示したパブリック・プライベート・ミックスの手法や新たな保険財政の枠組みについて経済政策の研究チームの助言を得ながら検討した結果、皆健康保険の導入に際し、保険会計規模を年間800～1,000億バーツと見積もった。これに基づき、①1人当たり月額100バーツの保険料を徴収するとともに、②医療サービス利用の濫用を防止するために1診療当たり20バーツのサービス利用料を課すことを提案し、タクシンはこれを了承した(Amphon & Surani, 2003: 16)。その後最終的に30バーツ医療制度の財源は、保険料よりも租税による補填に傾斜することになるが、初期のアジェンダは社会保険方式を念頭に置いていたことがわかる。

次に、この作業チームの提言を基礎に党としての政策が形成された。皆健康保険に関する具体的政策としては、既存の社会保障基金(SSS)のカバレッジを拡大し、配偶者や従業員1人以上の事業所も対象とすること、国民健康保険システムの調整管理を行う組織として国民健康保険委員会事務局を勅令

により設置すること、国民健康保険法を制定し、3年の経過期間を経た後に完全実施すること、国民健康保険基金を設立し当該区域の人口比に応じた資金を医療機関に配分すること(capitation)、疾病状況に応じた患者の病院送致を可能にする医療機関ネットワークを構築すること(referral system)、などを定めた。さらに党は国民健康保険基金の財源として、①一般税、②貧困低所得層に分類されない者から1人当たり月額100バーツを徴収すること、③機関組織による保険料負担の一種として地域コミュニティから一定額を徴収すること、④外来患者(phu puai nok)から一回の診療につき30バーツを徴収すること、の4項目を定めた。さらに、タマサート大学で2000年3月26日に実施された党集会で党員に対して公式に11の政策アジェンダが提案されることになるが、その8番目に医療保健政策が示された。そのなかでは皆健康保険導入に関して、国民はこの制度の下で官民を問わず自由に医療機関を選択し登録病院とすることができるとしている点が注目される(Amphon & Surani, 2003: 18-19)。

しかし総選挙2か月前の2000年10月になって、党は「保険料月額100バーツの徴収」という項目を削除してしまったのである。選挙戦を戦ううえで国民に新たな支出を求めることはプラス材料とはならないという声が候補者から上がったのは当然のことであった。選挙運動に際して配布されたパンフレット『1回30バーツで全ての病気が治せる国民健康保険についての17のQ&A』のなかの「国民健康保険基金の財源」の項では、まず国家全体の年間保健医療関連支出を1,000億バーツと見積もり、その財源は以下の4つを想定しているとした。すなわち、①政府は公的医療機関に対し毎年840億バーツの予算を支出しているがその配分は非効率であり、したがって党は、医療機関の規模ではなく、保険利用登録人口に応じて予算配分すること、②労働省社会保険事務所からの1人当たり年額1,200バーツの拠出(総額120億バーツ)、③タムボン自治体、県自治体、コミュニティ設立の各種基金からの拠出、④外来1回当たり30バーツを徴収(年間延べ1億2,000万回＝36億バーツ)、の4つである。

その後2001年1月の総選挙でタクシン政権が成立し、3月17日にはタク

第4章 「30バーツ医療制度」の政策決定過程

表4－2　30バーツ医療制度の導入プロセス

2001年	
2月26日	両院会議で政府所信表明に関する質疑。野党は30バーツ医療制度の支出見積もりが低すぎると批判。
3月3日	パッタヤーのアンバサダー・ホテルで、保健省幹部と研究者が30バーツ医療制度に関する研究会議開催。健康システム改革、地方分権、官僚制改革、健康サービスの質向上を平行して進めるとの結論出す。
3月17日	首相、30バーツ医療制度構築に関する戦略会議を首相府で主宰。各省幹部ら200人が参加。
4月1日	30バーツ医療制度第1フェーズ開始、6県で制度導入。
4月11日	首相、国王に拝謁、国王は30バーツ医療制度開始に際し、移動ユニットないし診療車の導入を助言。
4月23日	次官室健康保険事務局、30バーツ医療制度未導入の県について、健康カードの新規発行および更新を5月31日までとするよう通達（次官通達 So. Tho. 0223.04/Wo.160）。
4月24日	保健省、30バーツ医療制度の導入に向け10の小委員会を設置(So. Tho. 0215/21/310)。
5月15日	政府提案の国民健康保障法案が閣議承認される。
6月1日	30バーツ医療制度第2フェーズ開始、15県があらたに参加。
6月11日	次官室に医療機関の資金管理能力向上に関する作業委員会が設置される（保健省通達 574/2544）。
6月22日	次官室地方病院課と地方保健課、健康サービス・ネットワーク開発事務局に改組統合（保健省通達 500/2544）。
8月15日	閣議の諮問機関として国家健康保険政策委員会及び7つの小委員会が設置される（首相命令 251/2544）。
10月1日	30バーツ医療制度第3フェーズ開始、残る54県が参加、75県すべてで導入完了。バンコクについては区割り作業の遅滞のため、低所得層が多く緊急性の高い郊外13区でのみ導入開始。
11月	下院特別委員会で修正の後、国民健康保障法案が下院審議にかけられる。
11月13日	医療機関の資金管理能力向上に関する作業委員会が小委員会に格上げされる（保健省通達 1076/2544）。
12月6日	保健省C8-9級70人の人事異動発令、30バーツ医療制度導入推進者に報復的な人事がなされる。
2002年	
4月1日	バンコク全区で30バーツ医療制度導入完了、これにより全国で導入が完了。
5月	ウィナイ・ウィリヤキッチャー保健次官、30バーツ医療制度の推進者の一人であるスウィット・ウィブーンポンプラサート副次官を国王に対する不敬疑惑で謹慎処分とする文書に署名。
5月	国民健康保障法案が下院通過、上院に送られる。
9月30日	次官室健康保険事務局、「低所得者医療扶助制度（So.Po.Ro.）」の廃止に伴い同会計を閉鎖。同予算の未使用分については国庫に返還するよう各医療機関に指示（次官通達 So.Tho.0223.02/Wo.891）。
10月8日	次官室健康保険事務局、2002年度予算繰越分（健康カード回転資金からの予算含む総額17億8,000万バーツ）を各県保健事務所に配分。予算執行にあたっては「2002年皆健康保険計画に関する保健省規律」に従う旨通達（次官通達 So.Tho.0223.04/Wo.896）。

11月18日	「2002年国民健康保障法」、官報に掲載。
11月26日	閣議、国民健康保障事務局長にサグアン・ニッタヤーラムポン保健副次官、副事務局長にピパット・インセーリー次官室健康保険事務局長、プラティープ・タナキットチャルーンを起用する旨承認。

(出所) So. Po. So. Cho. ニューズレター各号、タイ研究基金事務局 (So. Ko. Wo.) のタイ動向モニタリング計画 http://ttmp.trf.or.th/（タイ語）の各年各月版、Amphon & Surani (2003: 17) などをもとに筆者作成。

シン首相が関係省庁の代表者、有識者、市民代表を招集し、自ら主宰して皆健康保険に関する会議を実施した（以下、表4-2参照）。そのなかで保健省のワーキング・グループは、①住区の公的医療機関におけるプライマリ・ケアを重視し、その他のレベルについては官民の医療機関ネットワークを整備していく、②医療機関職員の給与と投資的予算の双方をカバーする人頭割方式による予算配分方式と、総額予算方式を採用する、③1人当たりの年間医療費を1,250バーツと見積もり、うち1,083バーツ分を地方に配分、残りを高額医療費として中央に留保しておく、その他経費を加えて総予算を650億7,700万バーツ（4,500万人を対象）とする、などの提案を行った。また、各健康保険基金共通の基準作りを目的とする国民健康保険委員会を設置し、将来予想される基金の一本化に備えるとした。

サグアン医師ら農村医師官僚やNGOが描いていた具体的な国民皆保険スキームとタクシンらタイ愛国党のそれは、必ずしも一致していたわけではない。しかしながら、地方において健康保険制度を迅速かつ「実質的に」普及させることを通じて農民の生活改善を実現する、という理念レベルにおいては一致をみていた。この点は30バーツ医療制度における人頭割予算配分方式の導入という一点において象徴的にみてとれる。すなわち、先に述べたように、かつてサグアン医師は低所得者医療扶助制度について予算局と協力しながら人頭割配分 (capitation) を導入し、時として政治関与によって配分が歪められるといった従来型の配分システムの弊害を是正した経緯がある。他方、先述の「中抜き型」の統治スタイルを志向したタクシン首相およびタイ愛国党にとって、この人頭割予算配分方式は好ましいものであった。

そして、保健省はモンコン・ナ・ソンクラー次官の下、タクシン政権が成

立する以前の1999年に、世界銀行の社会投資計画(SIP)の融資を得て、パヤオ、ナコーンサワン、ヤソートーン、パトゥムターニー、サムットサーコーン、ヤラーの6県で、新しい予算配分制度の下で「低所得者医療扶助制度」を実施していたので、新政権成立直後の4月1日からこの6県を第1フェーズとして30バーツ医療制度の導入を開始することができたのである。

　さらにタクシン政権成立4か月目にして、次官室地方病院課と同地方保健課が両輪となって築いてきた伝統的予算配分システムに手が付けられることになるのである。すなわち、先に述べたように、中核病院や一般病院への予算配分や監督については次官室地方病院課が、コミュニティ病院、保健所等については次官室地方保健課が主管課であったが、6月をもってこの2つの課が統合され、次官室健康サービス・ネットワーク開発事務局に改組されたのである[19]。しかし改組統合といっても、その役割は文字通り医療機関ネットワークの開発に限定され、予算規模は3,900万バーツ(2002年時)という小部局に格下げされてしまったのである。

第3節　「保守派官僚」からの抵抗

1　ウィナイ次官の抵抗

　保健官僚からの反発がなかったかといえば、そうではない。反発の急先鋒となったのが2001年10月に保健次官に就任し、退官後タイ国民党副党首となったウィナイ・ウィリヤキッチャー医師であった。彼自身は、モンコン・ナ・ソンクラー前次官が敷いた地方分権化路線を撤回し、就任1か月目にして健康分野地方分権支援開発事務局を閉鎖するなど、保健省の機構改革にはもともと消極的な姿勢を示していた。ましてや地方医療機関への予算配分過程や指揮系統の大幅な変更を伴う30バーツ医療制度には反対で、保健次官の権限に抵触する30バーツ医療制度実施センター[20]をたびたび閉鎖しようと試み、さらに同制度を自身の思想に従ってデザインしようとした。またウィナイ次官は、保健省内の「農村医師官僚」の中心的人物で、30バーツ医療制度を支えるブレーンであるサグアン副次官やスウィット・ウィブーンポン

プラサート副次官の省内における影響力を排除すべく、両者をC-8、9級職員の昇進考課委員会メンバーから排除したり、さらにはスウィット副次官を職務停止に追い込むなど、同制度の導入に対して執拗に抵抗した[21]。

　ウィナイ次官の戦略は、少なくとも大病院、すなわち中核病院や一般病院を30バーツ医療制度から切り離して、「保守派官僚」の影響力を部分的にせよ温存することであった。すなわち、2003年度についてはこれら大病院を30バーツ医療制度の人頭割予算スキームから除外し、既存の予算配分方法を適用する一方、コミュニティ病院や保健所については30バーツ医療制度のスキームへの参加を妨げないとする方針を、スラポン副大臣に相談することなく発表してしまう場面もあった。高度な医療設備や豊富な職員数を擁する大病院は、30バーツ医療制度の人頭割予算システムにより、登録人口が少なくなると予算配分が減少するため、たちまち経営難に陥る可能性があったから、当初より次官は大病院からのロビー活動を受けていたのである。すでに述べたように、従来の予算配分方法は病床数や保有する医療設備を算定基準としており、大病院に相対的に厚い配分となっていたが、30バーツ医療制度の人頭割配分システムの導入によって、配分額は相対的に減少することとなるのである。さらにこうした大病院は医師を大勢抱えているから、当然強い抵抗があった。都市と農村という視点でみると、人頭割配分によって、とりわけ東北タイや北タイといった比較的貧しい地域ではあるが人口が多い地域においては予算が増加し、他方、医療機関数が多く、登録人口が相対的に少なくなる都市部においては、配分額が減少することとなった。また、医療機関職員の給与も人頭割予算のなかに含まれることになったが、配分額が一定であるから、医療サービス支出が増加すれば、給与部分が相対的に減少することを意味した。ウィナイ次官の上記の戦略は、政治家主導で実施に移された地方保健医療サービス機関に係る命令系統の統合、すなわち2001年6月の次官室健康サービス・ネットワーク開発事務局の新設に抵抗する動きでもあった。

　こうした省内の、しかもトップからの抵抗以外にも多方面からの抵抗が懸念された。総枠予算制の影響によって医師が比較的コストの安い国内製の安

価な薬剤を選好するようになることから、外国の製薬会社からも強い抵抗が出てくることが予想された。さらに、すでに韓国では金大中政権が乱立する健康保険基金の一本化を断行していたことから、タイでも既存の公務員・国営企業労働者医療保障制度(CSMBS)や社会保障基金(SSS)と30バーツ医療制度が統合されるのではないかとの懸念が噴出することも予想された。

こうした抵抗に対して、サグアン医師らはどのようにして妥協点を見出したのであろうか。結局、とりわけ大病院に対しては、「臨時基金(contingency fund)」を設けることで、緊急的な財政補填を可能とすることとし、とりわけ地方の心臓病センターやがんセンターといった高度医療センター(excellent center)については、医療技術の進歩を阻害しないためにも「投資的基金(investment fund)」を設けて設備の拡充が滞らないように配慮したのである。

2　国会審議

30バーツ医療制度の根拠法として政府から提案された国民健康保障法案は、2001年5月15日、政権発足後わずか3か月目で閣議了承された。その後11月21日に政府案が下院の第1読会[22]を通過した後、下院内に35人から成る特別委員会が設置され、23回にわたって審議が行われた。その間、コンケン、チェンマイ、バンコク、ソンクラーの4か所で一般市民を対象とする公聴会が開かれた。国民健康保障法案については、政府提出案以外に、プーミン・リーティーラプラサート議員(タイ愛国党)らのグループ、プリーチャー・ムシクン議員(民主党)らのグループ、アムヌアイ・クランパー議員(タイ愛国党)らのグループ、シッティチャイ・キッティタネートウォン議員(タイ国民党)らのグループ、スワット・ワンナシリクン議員(タイ愛国党)らのグループの提出案[23]があったが、政府提出案を軸に審議が行われた。2002年5月8日には第2読会、5月15日には第3読会を、基本的には原案通りかつほぼ全会一致で通過した。5月31日には法案が上院第1読会に送られ、全会一致で承認された。その後34人から成る国民健康保障法案審議特別委員会が設置され、6月から8月にかけて14回にわたる審議を行った(Amphon & Surani, 2003: 29-31)。

このように政権成立から1年余りというスピードで上院審議に漕ぎ着けた同法案であったが、ここにいたってやはり、一部の医師グループと保健省内の30バーツ医療制度導入反対派から抵抗の動きが顕在化した。既存の社会保障基金(SSS)や公務員等医療保障(CSMBS)と30バーツ医療制度を将来的には単一の基金に統合することに道を開く第9条、第10条および第11条に反対し、医師グループらが上院議員に対しロビー活動を行ったのである。民間病院協会会長代理で上院特別委員会アドバイザーのウアチャート・カーンチャナピタック医師は、すでにある公務員や民間労働者の医療保険に政府が新たに干渉すべきではなく、無保険者には政府財政の許す範囲で福祉をやればよいと、皆健康保険制度の導入そのものへの反対とも受け取れる発言をし、上記3条項の削除を主張した。さらに一部の医師グループは、医療機関に対するチェック体制や医療過誤に対する賠償責任について定めた条項を削除するようロビー活動を行った。特別委員会は8月3日、3条項を削除する決議を行った。これに対しスダーラット保健大臣は、法案から3条項を削除してしまうと貧困者向けの社会福祉法になってしまう、政府は即座に既存の基金と統合する意思はないとして反対派を説得した(*Matichon,* Aug.10, 2002)。

　結局、政府の圧力に特別委員会が押し切られ、若干の修正が加えられたものの、第9・10条を基本的に温存したまま、8月29日から31日の3日間で第2読会、第3読会を通過した。下院は10月9日にこの上院案を追認し、最終的に11月18日に国民健康保障法が施行となった。

小　括

　以上、30バーツ医療制度に関する2002年国民健康保障法成立までの動きをみてきた。これらのことから、30バーツ医療制度の導入にあたっては、①低所得者医療扶助制度や、健康カード・スキームなど、すでに多くの蓄積が保健省内に存在していたこと、②導入を推進したアクターについていえば、タイ愛国党と保健省内の「農村医師官僚」の連携があったこと、③ウィナイ次官を頂点とする、農村医師官僚に批判的な保健省内の保守派官僚からの抵抗

があったこと、などのポイントが観察できる。ポピュリスト的路線をとり、基層レベルを重視するタイ愛国党は必然的に「農村医師官僚」と連携をとることになったのである[24]。

②の農村医師官僚とタイ愛国党の連携について補足しておくなら、2001年総選挙を前に、広く国民の生活保障に責任を持つ「福祉国家」を擁護するサグアン保健省副次官と、「自由主義者」タクシン首相が結び付き、結果的に30バーツ医療制度を成立させたことはそれほど不思議なことではない。それはちょうど、1970年代の石油ショック以前における高度成長期の先進国で、「福祉国家」と「自由主義」が互いに支えあう関係にあったのと同じ関係である。すなわち、当時の先進国は大量生産体制に見合った大量消費の形成を必要とし、そのためには労働者の賃金上昇や社会保障が必要であったが、実際には賃金上昇を生産性上昇の範囲内にとどめる、生産性基準原理が労使の暗黙の了解となった（加藤 2006: 305）。これとのアナロジーで考えるならば、タクシンのいわゆるデュアル・トラック政策、すなわち輸出とともに内需も同時に成長の牽引車とする政策の下支えとして30バーツ医療制度が存在し、その一方で、次章で詳述するように、1人当たりの人頭割予算は、少なくとも制度導入当初においては、首相府予算局によって厳格に抑制されていたのである。

他方、③の保健省内政治の文脈で考えるならば、もともと省内では「タイ国民」のための医療保障を重視する「ベーシック・ニーズ」路線と、タイの医療ハブ化を推進しようとする「医療の高度化」路線[25]は、ほぼ拮抗していた。しかし、最終的に前者は自らの政策を自律的に遂行する「制度」をつくることに成功したのである。すなわちタクシン首相と組んで、保健省からは独立した新機関、すなわち国民健康保障事務局を設立することにより、保健省の政策に事実上影響されない独自予算を確保することが可能となったのである。

●注
1）たとえばタイの労働政策と社会保障を紹介したものとして末廣（2003）、インドネシア、フィリピン、タイの社会保障制度を紹介したものとして、菅谷

(2003、2004)がある。地域研究者による本格的な比較研究の試みとしては、末廣編(2006)などがあるのみである。同書は、タイ、マレーシア、シンガポール、インドネシアを研究対象に含んでいる。

2) タクシン首相はその後2006年9月19日のクーデタにより失脚した。
3) 「農村医師官僚」については、第2章を参照。
4) ただし、実際にそのような資源配分が実現したかどうかについては今後詳しく検討していく必要があろう。
5) 保健省は1983年3月、「母子保健開発基金計画(Khrongkan kongthun phatthana anamai mae lae dek)」と称する計画を7県(コンケン、ラムプーン、ローイエット、ナコーンサワン、ペッブリー、ラーチャブリー、ソンクラー)の8タムボン(郡の下に位置する行政単位)・18村で試験的に開始し、これを基礎に、1家族当たり500バーツの拠出と政府補助金500バーツを基礎に運営される任意の健康保険である「健康カード計画」が導入されることになる。
6) ただし「福祉カード」政策は、官僚機構の非効率性を背景に、ターゲット人口に対しサービスが適正に給付されないという弊害を伴った。すなわち、受給資格者にサービスが行き届かない一方で、無資格者にカードが発行されるということが起こったのである。また、農家収入は季節変動を伴うので所得認定には困難が伴い、病院のソーシャル・ワーカーは所得見積もりを抑制する傾向があった。これらの弊害に対しては、低所得者の認定においてコミュニティ住民が参加するという方法がとられたものの、対策としては不十分なものであった。また、「福祉カード」の適用範囲の拡大は、厳密な資格規定を欠いたため、富裕な高齢者にもサービスが適用されてしまうことになった。また、医療従事者がサラリーマン公務員で、低所得者の確定や患者のニーズに対する責任意識が希薄になるという「公的包括モデル(public integrated model)」の欠陥は依然として温存されたままであった。(Viroj,Siriwan & Samrit 2003: 113-117)
7) 「トー種」では30バーツの手数料が免除された。
8) なおコミュニティ病院、保健所以外に、コミュニティ病院分院、コミュニティ保健サービスセンターがある。
9) たとえば2002年の30バーツ医療制度関連予算480億バーツは人件費分239億バーツを含んでおり、人頭割予算方式によって人的資源の面でも基層レベルへの配分を厚くすることができる仕組みになっている。

10) なお、保健省内で地域医療に強い関心のある医師、すなわち「農村医師官僚」といわれる医師の一部がこのプリンス・レオポルド熱帯医学研究所に留学した。同研究所はプライマリ・ヘルスケア研究の分野で著名で、サグアンは同校留学組の中心人物である。彼はタイにおけるプライマリ・ヘルスケアのモデルを確立すべく、アユタヤー、シーサケート、ナコーンラーチャシーマー、パヤオ、ソンクラーなどでパイロット事業を主導した。
11) すでに述べたとおり、30バーツ医療制度は人頭割予算システムをとるが、タクシン政権下で野党となった民主党は、1人当たりの予算配分(2004年時で1308.5バーツ)が少なすぎるとの批判を繰り返している。
12) 双方ともサグアンが事務局長を務めていた。
13) 保健システム研究所からこの11か国の国民皆保険制度についてのレポートが発表されており、サグアンはニュージーランドについて報告している。
14) 法案の提出に必要な署名数は5万である。なお、この署名運動で最初に署名したのが、プレーム政権下の保健大臣で、多くの農村医師官僚が集った「農村医師財団」の精神的支柱でもあったセーム・プリンプアンゲーオ医師であった。
15) この点については、第3章を参照。
16) サグアン・ニッタヤーラムポン医師もこの委員会の委員であった。
17) ちなみにサグアンもスラポンもマヒドン大学医学部出身で、サグアンの方が先輩にあたる。それぞれ1970年代における同大学の学生運動では中心的な役割を果たした。この点については第2章の注の20を参照。
18) ウィチャイ医師は保健省内「農村医師官僚」グループの草分け的存在で、マヒドン大学医学部ではサグアン医師の先輩にあたる。この点については第2章の注の20を参照。
19) 2001年6月22日付け保健省命令500/2544号。さらに2002年10月2日付けで施行された「省・庁・局の改組に関する法律」により、同事務局は「保健サービス・システム開発事務局」に名称変更された。
20) 通称「ウォー・ルーム(作戦室)」と呼ばれ、スラポン副大臣がこれを主宰した。
21) 2001年12月6日付けのC-8、9級70人の異動では30バーツ医療制度に対する報復的人事が行われ、これに異論を差し挟んだスラポン副大臣に対しウィナイ次官は、同級の最終的な決定権が次官にあるとの法的根拠を盾に反論

した。また、スウィット副次官が職務停止になったのは、同氏が2001年にトラン県で行った30バーツ医療制度に関する講演のなかで、王室に対する不謹慎な発言があったとの理由による。なお、スダーラット保健大臣はウィナイ次官に近いとされ、スラポン副大臣はスダーラット大臣に対し、30バーツ医療制度に批判的なウィナイ次官の言動について然るべき措置を取らない場合は辞任する旨発言した(*Nation*, Jun.1, 2002)。

22) タイでは法案の制定にいたるまでに、上下両院でそれぞれ3回の審議・採決の手続きを経る。

23) このスワット議員らの提出法案の土台は、実際には前述の「国民皆保険制度の実現のための市民ネットワーク」が作成した法案である。

24) タイ愛国党が基層レベルを重視した事例として、既述の事例以外に保健所における看護師の拡充がある。全国に76,004人いる看護師の内訳は、大卒44,461人、高卒31,543人であったが、保健所勤務の大卒看護師は586人に過ぎなかった。これに対し30バーツ医療制度のもとでは、3～5年の経験を持つ大卒看護師を1万か所以上ある保健所・保健サービスセンターの看護師長とする計画を発表した(*Phuchatkan*, Dec.13, 2001, *Matichon*, Dec.15, 2001)。

25) タイでは医療ハブ化が打ち出され、先進国や中東産油国からの患者が年間140万人に達する。またバンコク等大都市の中上層もこうした民間医療機関を選好する傾向が強く、技術的設備的に発展した大都市の民営医療および一部の官営の大学病院と、それと対極にある農村部の官営医療という、「医療の二元化」が深刻になってきている。

第5章
医療構造改革と「30バーツ医療制度」

はじめに

　「国民皆保険」(医療サービス供給の普遍化)の存在を福祉国家の重要指標に用いるなら、近年タイが福祉国家的指向を示していると考えることができる。タイでは、公務員・国営企業労働者医療保障(CSMBS、財務省管轄)に加え、2002年に全民間事業所が社会保障基金(SSS、労働省管轄で社会保険方式を採用)に強制加入となったことで、職域部門で皆保険が実現し、加えて2002年の30バーツ医療制度の導入により地域保険が確立し、ここに国民皆保険が実現したとされる。これは、まがりなりにもタイが福祉国家的な体裁をとり始めたという点で評価すべきである。とりわけ、タクシン政権下で実現した30バーツ医療制度は、一気に総人口の75％に医療サービスを保障することになったとともに、コミュニティ病院を中核とする地域医療への資源配分強化や疾病予防・健康増進への政策転換を伴ったという意味で、タイの医療保障の構造を劇的に変化させた。

　一方、こうした社会保障に関する個々の「現象」面を、より大きな状況つまり社会保障のマクロ状況との関係でみると、ひとつの疑問点が浮かび上がってくる。すなわち、1980年代後半以降の高度経済成長とともに拡大した国民総医療支出の抑制、直接的には政府医療支出抑制の指向性が1997年アジア通貨危機後に成立したチュアン政権の頃からあったし、さらにタクシン政権下で実現した30バーツ医療制度は医療サービス供給を短期間で普遍化したものの、導入当初の1人当たり人頭割予算の伸びは首相府予算局によって

厳しく抑制されていた[1]。CSMBSについても同様に医療費削減の方向を指向していた。以上のように、政府医療支出「全体」の伸びを管理しようとするメカニズムが、少なくとも制度導入当初は働いていたのである。

今述べた一見相反する2つの事柄、すなわち①福祉国家的指向性と②医療構造改革[2]的指向性の並存状況をどう理解すればよいのだろうか。この2つの指向性については、藤村(2006)の用語にしたがうならば、社会保障の「構造変動」と「水準変動」という視点で整理できる。「構造変動」とは「突発性・衝撃性・変革性」などによって認識されるものであるのに対し[3]、「水準変動」とは歴史的時間軸のなかにおける量的累積的変化である(藤村 2006: 15)。この「構造変動」と「水準変動」を言い換えれば、社会保障における質的側面と量的側面であると捉えることができよう。

本章の目的は、30バーツ医療制度を医療構造改革の文脈のなかに位置付けることである。なぜこうした視点が重要なのかについて今少し付言しておこう。すわなち、社会保障とは限られた資源(予算や人員)の配分の仕方をめぐる調整プロセスとして把握できるのであり、したがって動態的なものとして理解されねばならない。タイを含む東アジア諸国は今後、所得水準が低い段階での出生率の急速な低下と高齢化の加速という状況に直面せねばならず(大泉 2006: 71)、したがって租税方式であれ社会保険方式であれ、国家による社会保障制度を構築できたとしても財政的観点からみてサービスの量的拡大が必ずしも持続的でないとするならば、必然的に社会保障制度というパイ全体のなかでどのような配分を行うかという論点に帰着せざるを得ないのである。

しかしながら後に述べるように、医療構造改革の下での財政規律は種々の要因、とりわけ政治的要因を契機に持続性を失うことがしばしばあることを忘れてはならない。

このような視点に立って、第1節では1980年代後半以降における医療構造改革をめぐる動向を概観する。第2節では医療サービス供給の普遍化、具体的には地域医療の重点化ないし主流化、低所得者や社会的弱者に対する医療福祉サービスの重点化という「構造変動」を医療構造改革のなかに位置付け

る。さらに、こうした国家レベルの医療サービス供給における「構造変動」が定常化するなかで、低所得者や社会的弱者といった対象者へのサービスが拡充されていくという「水準変動」が起こるとともに、地域レベルで「医療」と「福祉」の統合といった「構造変動」が生起した過程を検討する。

第1節　医療構造改革をめぐる動向

１　全般的傾向と制度間比較

　1980年代後半の高度経済成長に伴い生活習慣病が拡大し、このことによって国民医療費は年率15％という高い率で増加した。この頃から国民医療費抑制を求める意見が国内外から提出されるようになる。折りしも、世界銀行は1987年に発展途上国の保健医療サービス政策に関するレポートを出し（World Bank 1987）、そのなかで国公立病院における患者の自己負担率の増加ないし政府医療支出の抑制という、いわば新自由主義的な政策を推奨していたのである。しかしながら、この世銀レポートは途上国の政府医療支出の内実を正確に反映していないとの理由から、タイ国内ではそれほど影響力を持って受容されたわけではなかった。

　次に、**表5-1**にしたがって1990年代半ば以降の国民総医療費の動向を概観してみよう。まず1994年から96年にかけては、政府医療支出（すなわち公的医療保障システムの回路を流れる医療費）、民間医療支出とも80年代後半に引き続き年率15％近い率で増加を示している。重要なのは、1997年アジア通貨危機を分岐点として医療支出における政府民間比率が52対48と見事に逆転している点である。98年の政府医療支出は前年比1.6％のマイナスであったのに対し、民間医療支出のそれは12.0％のマイナスとなっている。その後の動向をみると、政府医療支出の伸びが民間医療支出のそれを上回っており、したがって政府医療支出と民間医療支出の差は拡大傾向にある。また、30バーツ医療制度が導入された2002年において政府医療支出が19.4％増加している点が注目される。以上をまとめるならば、タイにおける医療費支出構造の転換において、経済のグローバル化を背景とする対外経済的要因、

表 5-1 タイにおける医

	1994	1995	1996	1997	1998
国内総生産(GDP)	3,629,341	4,186,212	4,611,041	4,732,610	4,626,447
総医療支出	113,003	129,822	154,855	161,649	150,422
政府医療支出	49,541	57,698	69,166	79,067	77,774
民間医療支出	63,462	72,124	85,689	82,582	72,648
総医療支出の対GDP比	3.11	3.1	3.36	3.42	3.25
政府医療支出の対GDP比	1.37	1.38	1.5	1.67	1.68
民間医療支出の対GDP比	1.76	1.72	1.86	1.74	1.57
政府医療支出の比率	44	44	45	49	52
民間医療支出の比率	56	56	55	51	48
総人口	59,096,419	59,460,382	60,116,182	60,816,227	61,466,178
一人当たり医療支出	1,912	2,183	2,576	2,658	2,447

(出所) MOPH, *Phon kan damnoen ngan khong khana ratthamontri tam naeo nayobai phuenthan thi 1 (23 minakhom 2548–23 minakhom 2549)*(国家基本政策および政府方針に基づく内閣

表 5-2 社会保障スキーム別政府支出

	2002 年度			2003 年度		
	対象人口	総支出	予算/人	対象人口	総支出	予算/人
公務員・国営企業労働者医療保障制度(CSMBS)	4.7	23,476.30	4,994.90	4.7	22,685.90	4,826.90
社会保障基金(SSS)	6.65	9,577.00	1,440	7.76	11,941.00	1,538.00
30バーツ医療制度(UC)	45.3	59,878.00	1,319.70	45.6	52,963.00	1,161.50

(注) 対象人口の単位は100万人、総支出の単位は100万バーツ、一人当たり予算の単位はバー
(出所) So.Wo.Po.Ko., *UC Digest,* May-Aug., 2007, 82 ページ。

すなわちアジア通貨危機が主要な役割を果たし、これが医療支出における政府部門の役割を高めるという結果となり、加えて30バーツ医療制度の導入がさらにこうした傾向を強める作用を果たしたのである。30バーツ医療制度の導入は、冒頭で言及したようにタイの国民医療費構造における「水準変動」であるとともに「構造変動」でもあるといえる。

そしてタイ政府が本格的に政府医療支出の伸びによる財政圧迫に危機感を抱き、具体的な政策対応をとるのは、ようやくこの97年のアジア通貨危機以降のことになる。この点についても、やはり外圧の力が大きい。すなわち、この通貨危機に際し、タイ政府はアジア開発銀行から社会セクター改革融資

第 5 章　医療構造改革と「30 バーツ医療制度」

療支出の推移（1994-2005）

（上位 4 項目の単位は 100 万バーツ）

1999	2000	2001	2002	2003	2004	2005
4,632,132	4,904,725	5,100,677	5,325,000	5,719,000	6,130,000	6,556,000
157,663	163,931	170,450	188,100	199,679	214,551	230,836
86,271	93,474	97,686	116,624	125,195	135,156	145,321
71,392	70,456	72,765	71,475	74,484	79,395	84,515
3.4	3.34	3.34	3.53	3.49	3.5	3.52
1.86	1.91	1.92	2.19	2.19	2.21	2.23
1.54	1.44	1.43	1.34	1.3	1.3	1.29
55	57	57	62	63	63	63
45	43	43	38	37	37	37
61,661,701	61,878,746	62,308,887	63,142,000	63,656,000	62,526,693	62,779,603
2,557	2,649	2,736	2,979	3,137	3,291	3,272

haeng rat lae nayobai ratthaban, ratthaban phan tamruat tho Thaksin Chinnawat pi の実績、タクシン政権、2005 年 3 月 23 日-2006 年 3 月 23 日）.

	2004 年度	
対象人口	総支出	予算/人
4.7	26,043.10	5,541.10
8.27	12,979.20	1,569.40
46.82	62,301.00	1,330.60

ツ。

（Social Sector Reform Loan）を受けたが、そのコンディショナリティとして国立病院の独立法人化が課せられたのである。その第 1 号がサムットサーコーン県のバーンペーオ病院である。ただし、この独立法人化が実施されたのはこのバーンペーオ病院 1 か所のみで、後が続かなかった。医療公務員の強い反発があったからである。

　それでは具体的に政府はまずどこにメスを入れようとしたのだろうか。この点を考えるには、政府医療支出の内訳をみてみる必要がある。そこで表 5 − 2 によって、政府による社会保障を構成する 3 つのスキーム、すなわち公務員・国営企業労働者医療保障制度（CSMBS）、社会保障基金（SSS）、30 バーツ医療制度（UC）にブレイクダウンして政府医療支出の構造的特徴をみてみたい。現在のこうした 3 スキームの分立という形態が確立したのは、30 バーツ医療制度が導入された 2002 年である。まず財源であるが、冒頭で一部紹介したように SSS は政労使の拠出による保険料負担であるが、CSMBS と 30 バーツ医療制度は税となる。これをみて気付くのは、対象人口の不均等

と1人当たり支出の不均等である。30バーツ医療制度が国民の75％を対象としているのに対し、CSMBSとSSSはそれぞれ7％、12％を占めているに過ぎない。ちなみに、30バーツ医療制度は実質的に「給与所得者以外」を対象とし、これに退職高齢者その他の社会的弱者が流入するという弱者滞留型の制度設計になっているのが特徴である。次に1人当たり支出の不均等である。すなわちCSMBSは、公務員、契約雇員、その家族も給付対象となるが、その1人当たり支出は30バーツ医療制度のほぼ4倍となっており、必然的に医療サービスの制度間格差が生じる結果となっているのである。

② 公務員・国営企業労働者医療保障制度（CSMBS）の給付水準の抑制努力

そこで政府がまず目を付けたのが公務員・国営企業労働者医療保障制度（CSMBS）の給付水準であった。チュアン政権下2000年10月3日の閣議では、CSMBSの医療費削減を趣旨とする財務省提案を政府として承認していた。政府はとりわけCSMBSにおける濫診濫療、薬漬け医療が国民総医療費増加の主要な要因の1つとして捉えたのである。すなわち、CSMBSでは医師が必要と認めれば、国の定めた基本薬剤リスト（Banchi ya lak haeng chat）以外の薬剤[4]についても保険請求できたのであるが、このような行為が常態化した背景には、最先端の薬剤を使用したいという医師の職業意識や、国家基本薬剤リストの見直しは5年ごとに実施されるので、かりにそれが最先端の薬剤であったとしても承認される頃には古くなってしまっているという制度上の難点などがあったと考えられる。こうした、あくまでも医師の主観に依存し明確な基準がない保険請求システムがCSMBSの医療費を膨張させる主たる要因になったとみられているのである（*Krugthep thurakit*, Aug.2, 2006）。

この点に関し、30バーツ医療制度を管轄する国民健康保障事務局のサグアン事務局長が書いた『「足るを知る経済」から「足るを知る健康へ」』がクーデタ後の2006年9月末にNHSOから発行され、そのなかでタイの国民総医療費に占める薬剤費が38％[5]であるなどといったデータを引用しながら（Sanguan 2006b: 18）、タイの医療における濫診濫療、薬漬け医療を批判したが、このことは暗に医療サービスの制度間格差の実態を批判しているものとみる

第 5 章　医療構造改革と「30 バーツ医療制度」

表 5-3　2006 年 9 月クーデタ後における医療・福祉政策の動向

2006 年 10 月 24 日	保健省 C-10 級の異動（9 ポスト）が閣議承認される。食品薬事委員会委員長にシリワット・ティップタラードン保健システム研究所所長が任命される。
11 月 1 日	30 バーツ医療制度における 1 回 30 バーツの診察料が廃止される。
11 月 14 日	閣議、2007 年度 UC 1 人当たり予算を 1,899.69 バーツと決定（国民健康保障委員会の要求は 2,089 バーツ）。ウィチャイ・チョークウィワット・タイ式医療代替医療開発局長の「製薬公社」役員会会長任命を承認。
11 月 27 日	国民健康保障事務局、国籍のない少数民族 25 万人、住民登録のない浮浪者や孤児 3 万人を含む 70 万人を 30 バーツ医療制度の対象とすべきとの決議を出した。
11 月 29 日	保健省（疾病対策局長名）、特許法第 51 条および WTO のドーハ宣言に基づき、製薬大手メルクの抗エイズ薬「エファビレンツ」の特許に対し強制実施権を発動。
2007 年 1 月 1 日	社会保障基金制度（SSS）における出産費用が無料から 12,000 バーツの補助金支給に、歯科診療が無料から年 2 回 500 バーツの補助金支給に変更される。
1 月 9 日	ナコーンラーチャシーマー特別市が「老人健康センター」を開設、NHSO がこれを支援。
1 月 29 日	保健省、米ブリストル・マイヤーズ・スクイブと欧州の製薬大手サノフィ・アベンティスの抗血栓薬「プラビックス」、米アボット・ラボラトリーズの抗エイズ薬「カレトラ」の特許に対し強制実施権を発動。
2 月 1 日	タイ医師会会長にソムサック・ローレカー医師が選出される（4 期目）。
2 月 5 日	保健省、新たに特許の強制実施権発動が必要な薬品（抗がん剤、コレステロール低下薬などを含む 10 種類）を選定し（So. Tho. 0100/417）、スラユット首相に報告。
2 月 7 日	保健省と内務省の「幸福社会戦略」関係者がセミナー。「幸福社会戦略」で内務省に 50 億バーツの予算が付き、また NHSO、社会開発・人間の安全保障省、タムボン自治体が合わせて 1 タムボンあたり 50 万バーツの予算を配分しコミュニティ内における弱者支援の取り組みを推進する予定。
2 月 16 日	モンコン大臣、「FTA とタイ保健医療：タイにとって得か損か」セミナーで、自由貿易協定（FTA）は貧富の格差を拡大する、「医療ハブ構想」は医師の民間流出を招き医療格差を拡大させたと批判。
3 月 19 日	「国民健康法」が官報に掲載される。
3 月 19 日	NHSO、保健省、社会開発・人間の安全保障省、内務省、全国県自治体協会、全国テーサバーン連盟、全国タムボン自治体連盟が自治体レベルの健康保険事業・福祉事業支援に関する協力協定に署名。
4 月 1 日	HIV/エイズの予防および感染者支援事業が保健省疾病対策局から NHSO に移管される。
4 月 2 日	モーラコット副大臣、「農村勤務医育成計画（1995-2013）」で、目標の 6,807 人のうち 1,085 人がすでに地域医療に従事と発言。（官民計 18,918 人の医師のうち 9,375 人が保健省所属の医師）
4 月 2 日	NHSO、保健省、アユタヤー県保健事務所が、一般病院における外来（OPD）の廃止と高度専門化および PCU の外来受け入れ態勢強化のためのプロジェクトの実施計画（予算 10 億バーツ）に署名。
4 月 20 日	プラート次官、3 割の中核病院・一般病院で成人病クリニックを開設済み、全国に 1 万の老人クラブが存在（90 万人参加）、「健康増進寺」を今年度中にさらに 1,200 か所

4月20日	増やす、今年度中に14県で「高齢者健康増進センター」設置促進事業を実施、などと発言。
4月22日	モンコン大臣、文官委員会がコミュニティ病院勤務医を含む地域医療従事公務員の最高ランクをC-8からC-9に格上げすることに合意したと発言。格上げされるのは計842ポスト。
4月24日	保健省、ブーラパー大学、華僑崇聖大学がタイ式医療代替医療専門学校設置の合意書に署名。プラート次官は、2012年から全PCU、コミュニティ病院でタイ式医療サービスを供給する予定と発言。
4月24日	モンコン大臣、国民健康保障委員会は県レベルのタイ式医療サービス支援基金設立を決定と発表。
4月30日	米通商代表部(USTR)、包括通商法スペシャル301条に基づく年次報告で、タイを「監視国」から、制裁もありうる「優先監視国」に格上げ。
5月4日	NHSO事務局長選挙で、サグアン事務局長が再選される(2期目)。
5月9日	クリントン米前大統領、訪米中のモンコン保健大臣と共同記者会見を実施、エイズ治療薬等に関する特許の強制実施権発動問題について、タイ政府を支持する旨表明。
5月17日	ワンロップ副大臣によれば、過去3年間にわたって公務員としての看護師採用がなく、新卒の30%しか国立病院勤務を希望していないと発言。
5月27日	全国初の国民皆保険ボランティア(UCボランティア)がチャイナート県で活動開始。国民皆保険に関する広報啓発活動を行うのが目的。
6月3日	ワンロップ保健副大臣、保健局から優秀「健康増進寺」の認定を受けたチェンマイ県サンサーイ郡フアイキアン寺の身体障害リハビリセンターを視察。
6月6日	ピヤバン財務省主計局長、公務員・国営企業労働者医療保障制度(CSMBS)における「国家基本薬剤リスト」外の高額輸入薬剤の保険請求が国民医療費を押し上げる一因となっていることを問題視する発言を行う。
6月6日	ナコーンラーチャシーマー県のフアタレー町、県保健事務所、およびNHSOの3者が共同でフアタレー町病院を設立する計画に調印。
6月13日	閣議、2008年度のUC1人当たり予算を2,100バーツと決定(国民健康保障委員会の要求は2,139.83バーツ)。また、タイ式医療代替医療再興5か年計画(2007-2011年)を策定し、23億6,400万バーツを投入して研究開発を行うことを承認。
6月20日	「国民健康委員会事務局(So.Cho.)」が保健省内に設置される。「保健システム研究所(So.Wo.Ro.So.)」、「病院品質開発認証機構(Pho.Ro.Pho.)」、「国民健康システム改革事務局(So.Po.Ro.So.)」が統合したもの。
6月22日	ワンロップ副大臣、2007年度中に80万人の保健ボランティアのうちの20万人に成人病対策を主とする研修を実施し、「専門保健ボランティア(O.So.Mo.Cho.)」として育成すると発表。
6月25日	モンコン大臣、国連合同エイズ計画(UNAIDS)プログラム調整委員会委員長に就任。
6月29日	モンコン大臣、9,765か所ある保健所のうちの35か所を30のタムボン自治体に移管すると発表。
6月29日	ワンロップ副大臣、「3つのオー」すなわち保健ボランティア(O.So.Mo.)、保健所(So.O.)、地方自治体(O.Po.Tho.)のネットワークを重視すると発表。
6月30日	スリン県パノムドンラック病院で、住民参加の理事会制度をコミュニティ病院として全国で初めて導入。
7月1日	公務員・国営企業労働者医療保障(CSMBS)の入院医療費について、DRG(診断群別)による定額支払方式の導入開始。

(出所) 保健省広報、NHSO広報、*Phuchatkan*紙などをもとに筆者作成。

ことができる。80年代後半以降の経済成長に伴う生活習慣病の増加とともに起こった国立の大病院におけるCSMBSのもとでの濫診濫療、薬漬け医療が医療費を押し上げたという認識が、とりわけサグアンNHSO事務局長をはじめとする4人の「農村医師官僚」出身者[6]のなかに根強くあり、また世界銀行やADBからの医療費抑制に関する勧告が彼らを後押ししていたとみることができる。

　さらに2007年6月になって、CSMBSを主管する財務省主計局のピヤパン局長は、CSMBSにおける国家基本薬剤リスト外の高額輸入薬剤の保険請求が国民医療費を押し上げる一因となっていることを問題視する発言をするとともに、7月以降、同局は①一定期間中の薬剤費を含む医療費の保険請求については、まずその8割のみについて医療機関に支払いをし、残る2割分については厳格な精査を行う、②CSMBSの入院医療費について、医療費の抑制を可能にするDRG（診断群別）による定額支払方式[7]を導入する、などの措置を導入した[8]（*Phuchatkan*, Jun.9, 2007）（表5-3参照）[9]。これによって、3制度すべての入院医療費について定額支払い方式が導入されたことになる。

　このように、医療構造改革すなわちパイ全体の「水準変動」の側面について、政府はさしあたりCSMBSの給付水準の引き下げによってこれに対処しようとしたのである。それとともに、2002年の30バーツ医療制度導入によって一時的に政府医療支出が跳ね上がったものの、その後の1人当たり人頭割予算の伸びが厳しく抑制されていたため、短期的には政府医療支出が7～8％の伸びに抑えられていた。

3　2006年9月クーデタ後の「水準変動」──岐路に立つ医療構造改革

　次に、2002年以降の30バーツ医療制度の「水準変化」をみておきたい。首相府予算局が決定した同制度の1人当たり予算の推移をみると、2002年度は1,202バーツ、2003年度は1,414バーツの要求に対して1,202バーツ、2004年度は1,447バーツの要求に対して1,308バーツ、2005年度は1,510バーツの要求に対して1,396バーツと抑制されており、保健省保健システム研究所の依頼により30バーツ医療制度の評価を手がけてきたタイ開発調査研

113

究所(TDRI)のウィロート・ナ・ラノーン博士の表現を借りれば、これは首相府予算局の極めて厳格な財政規律(winai thang kan khlang)によるものであった(*Krungthep thurakit,* Jan.24, 2005)。

しかしその一方で、2006年9月19日のクーデタ後の2007年度には1,899バーツ、2008年度には2,100バーツと単年度で一気に200バーツも引き上げられた[10]。次に述べる、医療公務員の待遇改善に関する文官委員会の決定と並んでこれは極めて異例なことである。さらに、2009年度の人頭割予算は1人当たり2,202バーツであったが、2010年には200バーツ近く上昇して2,400バーツとなった。クーデタ後に成立したスラユット政権は、政敵であるタクシン首相の政策的目玉である30バーツ医療制度を廃止するのではなく、むしろそれを強化したのである。クーデタ後2か月にして、診療1回当たり30バーツの手数料は廃止された。

たしかに通貨危機以降、NHSO、予算局、財務省、保健省、文官委員会の間で、CSMBSの給付水準の引き下げ、地域医療への資源配分強化すなわち30バーツ医療制度への財政支援強化を中核とする医療構造改革についての共通認識、およびこれを基盤とする省庁横断的政策ネットワークが形成され、さらにこのNHSO、予算局、財務省、保健省、文官委員会の間のネットワークは徐々に強固になったようにみえた。そのままこのネットワークが凝集性を持続すれば、以後の医療政策として以下が予想された。すなわち需要面において、短期的にはCSMBS、SSSの給付水準の事実上の引き下げ、保険請求できる薬品リストの制度間統一が実施され[11]、その結果30バーツ医療制度の給付水準に均衡していくなかで、長期的には3制度(CSMBS、SSS、30バーツ医療制度)の統合という路線が予想された。実際にタクシン首相は、実現はしなかったものの、2005年10月ないし2006年1月を目途にNHSOのもとでの3制度の統合を指示していた。供給面においては、国立の大病院(中核病院、一般病院)の整理統合、独立法人化、私立病院との競争などを促進させることが考えられた。少なくとも、こうした30バーツ医療制度を中核に据えた医療構造改革路線は基調としては変わらないものとみられた。

しかしその一方で、前述のようなCSMBSの保険請求審査の厳格化や入院

第5章 医療構造改革と「30バーツ医療制度」

医療費への DRG 導入について、特に前者の実効性に関しては疑問視されており、また CSMBS 予算の削減に対しては公務員や国営企業労働者からの根強い抵抗があることから、実際のところは医療構造改革も緩慢であり、したがって 2006 年クーデタ後における 30 バーツ医療制度の人頭割予算の伸びが CSMBS 予算削減のペースを上回っているように見受けられる。その意味で、結果的にはタイの「福祉国家」の肥大化がさらに進行しているといえるのではないだろうか。

一方、基層レベルへの資源集中の傾向は 2006 年 9 月クーデタ後、さらに明確化した。2006 年 11 月 6 日に発表された、「プライマリ・ケア・ユニット(PCU)内医療従事者に対する特別給与加算の基準および指針に関する国民健康保障事務局告示」は、国民健康保障事務局(NHSO)支部が PCU[12] に対して特別給与加算(予算総額 5 億 4,500 万バーツ)を実施する旨定めている。具体的には、PCU 評価基準を 70％以上満たした一般保健所、コミュニティ健康センター、コミュニティ医療センター、保健サービス・センターの医師、歯科医師、看護師、一般職員などを対象に特別給与加算を実施するものだが、たとえば農村部(タムボン区域内)のコミュニティ医療センター常駐医師の場合、家庭医学専門医で月額 30,000 バーツ、一般医(GP 医師)で同 25,000 バーツ、退職医で同 60,000 バーツの特別手当が給与に加算された。

さらに、2007 年 4 月には NHSO、保健省、アユタヤー県保健事務所が、一般病院における外来(OPD)の廃止と専門化および PCU の外来受け入れ態勢強化のためのプロジェクトの実施計画(予算 10 億バーツ)に署名した。アユタヤーはこの分野で最も先進的な試みを行っている地域である。外来については基本的にコミュニティ病院で処置あるいはスクリーニングし、処置不能の場合にのみ一般病院にリファーするというわけである。また同じく 2007 年 4 月に、文官委員会がコミュニティ病院勤務医を含む地域医療従事公務員の最高ランクを C-8 から C-9 に格上げすることに合意した。格上げされるのは実に 842 ポストであり(*Phuchatkan*, Apr.22, 2007)、文官委員会も基層レベル強化という「農村医師官僚」の政策を支持する立場を示したのである。なお、2007 年 8 月になって、バーンペーオ病院に続く独立法人化の候

115

補として、保健大臣の口からパートーン病院やサムイ病院などの一般病院の名前が挙がるようになってきた(*Phuchatkan*, Aug.1, 2007)。

第2節　もう1つの医療構造改革
―― コミュニティの「主流化」――

1 コミュニティの「主流化」と国民健康保障事務局

次に、30バーツ医療制度導入後の医療構造改革の意味を別の角度からみてみよう。冒頭で述べたように、30バーツ医療制度の導入によってサービス供給の対象は一気に総人口の75％にあたる4,700万人に拡大したのであるが、これを制度の母体となった「低所得者医療扶助制度(So.Po.Ro.)」の量的拡大と解釈するならば「水準変動」の文脈で捉えることができよう。その一方で、制度導入がコミュニティ病院を中核とする地域医療への資源配分強化や疾病予防・健康増進への政策転換を伴ったことに着目すれば、これは「構造変動」の文脈で捉えることができる。

この「構造変動」をもう少し長いスパンでみてみよう。プラウェート・ワシー医師は、過去100年余り、タイの保健医療システムは「上」の部分、すなわち3次医療の発展に偏重してきたが、この30年間にわたってプライマリ・ケアを推進してきた支流(保健所やコミュニティ病院など末端レベルの保健医療従事者)が今日ようやく一つに合流した、というかたちでラーマ5世期(1868～1910年)に端を発するタイの近代保健医療史を総括している(*Phuchatkan*, Feb.22, 2007)。タクシン政権以降、意識的にコミュニティを前面に打ち出した医療福祉サービスが一斉に実現しているが、こうした社会保障における「コミュニティの主流化」は、保健医療「政治」の産物である。保健省内には「保守派官僚」と「農村医師官僚」が存在し、「農村医師官僚」の政治力が増してきていたが、コミュニティの「主流化」はまさにその産物であった。なお第3章で指摘したように、「農村医師官僚」内部には「中央統制派」と「地方分権派」が存在した。前者はプライマリ・ヘルスケアを重視し、1次医療に資源配分を集中させるには強力な中央集権のシステムが必要であるというWHOに近

い信念があった。こうした思想の背景には、90年代初頭のフィリピンにおける分権化(いわゆる医療ビッグバン)が、地方自治体による保健医療予算削減として帰結したという経験があるとみられることはすでに指摘したとおりである。「中央統制派」はタクシン政権と結んで30バーツ医療制度を実現させるとともに、「国民健康保障事務局」として保健省から「独立」したが、ここに、莫大な基金を政治的背景とする同事務局が、医療供給者を管轄する(＝タイの医療機関のほとんどを抱える)保健省と、社会福祉を所掌する社会開発・人間の安全保障省を影響下に置く、すなわち医療と福祉を「コミュニティ」という「場」で管理するという構図ができあがったのである。

2 社会的弱者への医療サービス供給の拡充

　30バーツ医療制度導入後、社会的弱者に対するサービス拡充について大きな変化がみられた。タイでは製薬公社がHIV/AIDSの初期治療用としてジェネリック薬品GPO-Virを生産してきたが、2004年以降同制度のもとでこれへの保険適用が可能となっている。さらに後で述べるように、2005年からは1人当たり人頭割予算のなかに身体障害者のリハビリテーション予算4バーツが計上されるようになった。このように、NHSOは社会的弱者向け医療サービスの供給を着実に拡充しているが、2006年9月のクーデタ後はさらに進んで、国内外の自由主義的価値やグローバル化の流れに対抗してまでも、「タイ国民」の医療を受ける「権利」を保障する立場を鮮明にしている。

　まず2006年11月に、NHSOは国籍のない少数民族25万人、住民登録のない浮浪者や孤児3万人を含む70万人を30バーツ医療制度の対象とすべきとの決議を出した。同じく2006年11月には保健省(疾病対策局長名)が、特許法第51条およびWTOのドーハ宣言に基づき、製薬大手メルクの抗エイズ薬「エファビレンツ」の特許に対し強制実施権を発動した[13]。これにより、5年間で40億バーツの財政負担の軽減が可能になるとみられていた。さらに2007年1月には保健省が、米ブリストル・マイヤーズ・スクイブと欧州の製薬大手サノフィ・アベンティスの抗血栓薬「プラビックス」、米アボット・ラボラトリーズの抗エイズ薬「カレトラ」の特許に対し強制実施権を発動

した。強制実施権の発動に際しては、タイの輸出全体に対する欧米からの制裁措置を恐れる外務省や商業省から強い抵抗があり閣議も割れたが、結局スラユット首相は発動に理解を示したといわれている。なお、2007年4月には HIV/AIDS の予防および感染者支援事業が保健省疾病対策局から NHSO に移管されており、この政策分野では NHSO が主体となって政策形成がなされるようになっている。

　これら一連の政策を決めていたのは、いずれも農村医師官僚出身のサグアン NHSO 事務局長、ウィチャイ・チョークウィワット製薬公社役員会会長、スウィット・ウィブーンポンプラサート保健省疾病対策担当専門家（国家薬事委員会委員長）らである。これをタクシン政権下の思想的状況とのつながりで付言するならば、「タイ国民」のための医療保障を重視する「ベーシック・ヒューマン・ニーズ」路線すなわち倫理的価値と、タイの医療ハブ化を推進しようとする「医療の高度化」路線すなわち職業的野心は、ほぼ拮抗していた[14]。しかし保健省— NHSO ライン（事実上4人の「農村医師官僚」出身幹部—サグアン、ウィチャイ、スウィット、アムポン）が 2006年9月クーデタ後にとった、1回当たり 30 バーツの診療費の廃止、医療・福祉サービスの普遍化（身体障害者や少数民族向け）、抗エイズ薬や心臓病薬に関する特許の強制実施権発動といった一連の施策は、国内外の自由主義的価値やグローバル化の流れに対抗するものであり、自由主義を基盤とするタクシン政権下では実行不可能な政策であったといえよう。

　今挙げた一連の現象は、低所得者や社会的弱者向け医療サービス供給を支える思想が、これまでのように単なる「慈善」ではなく、「権利」の「保障」に転換したという「構造変動」を示しているものと理解できるかもしれない[15]。

3　「医療」と「福祉」の統合とコミュニティの「主流化」

　一方 30 バーツ医療制度は、「1次医療契約ユニット（CUP）」[16] を中核としながら統合的で自律的な医療・福祉供給の仕組みを構築しようとしている。タイでは、2003年「社会福祉供給促進法」や 2003年「高齢者法」が制定されたが、社会福祉の主管官庁である社会開発・人間の安全保障省が実施する社会

福祉事業における入所施設建設・運営(日本でいう第1種社会福祉事業)、福祉センター設置(日本でいう第2種社会福祉事業)は一部地域に偏在しているばかりか、量的にはほとんど取るに足らない存在である。社会開発・人間の安全保障省が管轄する全国レベルの施策は社会的弱者への補助金給付のみである[17]。そうしたなかで、NHSOによる30バーツ医療制度の「予防・健康増進向け予算(PP)」を活用した地域主導の医療福祉サービス供給、すなわちタムボン・レベルでの健康保険基金の設立を通じた医療と福祉の統合が推進されようとしている。つまり同事務局が医療と福祉を「コミュニティ」という「場」で管理するという構図ができあがりつつあるのである。その理由は、末端レベルにおけるサービス供給機能[18]、そしてすでに述べたように、予算規模からいって保健省・NHSOのほうが社会開発・人間の安全保障省に勝っているからである。とりわけ財政基盤の弱い途上国では「施設」を基盤とする福祉よりも、「地域」を基盤とする福祉に力点を置かざるをえないのであるが、地域レベルにおいて強い組織基盤を持つ保健省・NHSOが必然的に地域医療福祉において主導的な役割を果たすことになるのである。

　この点に関連して、農村医師官僚たちあるいは国民健康保障事務局の思想的支柱となっているプラウェート医師は、「コミュニティ・ケア(rabop sukkhaphap chumchon)」ないし「地域福祉(sawatdikan chumchon)」の概念を提起しているが、これはタイの地域医療の一定の進化を示しているといってよい。その意味で、タイ社会保障の歴史・構造的把握を念頭におけば、30バーツ医療制度はタイの社会保障制度における大きな分水嶺であったといえよう。すなわち、1950年代以降「職域」をベースに構築されてきた健康保険制度[19]が、「地域」ないし「コミュニティ」を足場に再編成され(=「コミュニティの主流化」)[20]、30バーツ医療制度のなかに「地域医療」の要素と一部「福祉」的要素が同時に埋め込まれるといった特殊性をも伴ったのである。

　タイの社会保障において、このようにコミュニティが主流化した背景であるが、これについては1980年代後半の高度成長期における生活習慣病の急増や人口の高齢化に伴う医療費の急増に直面した保健省内の「農村医師官僚」たちが、第3章で指摘したように、ヨーロッパ諸国の医療・福祉供給システ

ムをモデルにしながら、1990年代末に30バーツ医療制度の基礎となる地域医療システム(一部福祉的要素も含む)を準備していたこと、すなわち病院医療中心型からコミュニティ中心型へと保健医療政策における視座転換が起こり、郡レベルにおける医療サービス、医療保障、福祉の自立的統合を模索していたことが指摘できよう。

　次に、福祉行政機構面での近年の変化をさらに詳しく見ておくことにしよう。これまで「福祉」の主管官庁と一般的に認識されてきた社会開発・人間の安全保障省は、2003年「高齢者法」、2003年「社会福祉促進法」の制定によって、社会的弱者をコミュニティ・レベルで支えるための様々な福祉政策を整備するようになってきているが、他方でNHSO―保健省ラインが高齢者向けのデイケア・サービスに着手しようとしているなど、福祉行政の機構面で大きな変化が現れ始めている。また、「年金」の分野では、財務省が農民やインフォーマルセクターを対象とする「非制度的年金」ないし「コミュニティ福祉基金」の創設を検討している。その他、様々な試みが各省によって実施されているが、少子高齢化問題、あるいは1997年憲法以降における人権意識の高まりを背景とする身体障害者福祉といった問題ないし課題を受け止めるためにどのような仕組みを策定し、これをいかに「コミュニティ」のなかに埋め込もうとしているのかについて、まずは現在までの到達点を領域ごとに「集める」ことが重要な課題となっている。その上で、中央集権的タテ割り行政のもとでバラバラに展開されている医療・健康保険・福祉サービスの仕組みを見直し、「コミュニティ」を足場に包括的な制度として再構築すべき状況にあることをあらためて指摘しておきたい。

　そうした状況下においてNHSOは、これまでバラバラに存在してきた公的医療福祉サービス(既存の制度的物的サービス)について、コミュニティ病院ないしCUPにこれを統合的に担当させるとともに、インフォーマルな住民参加型活動やネットワーキングを推進する機能をもこのコミュニティ病院に担わせようとしているのではないかと思われる。これをここでは「コミュニティ病院の二重機能」と呼んでおきたい。そこには、莫大な基金(30バーツ医療制度予算)を政治的背景とする国民健康保障事務局が、医療、保健(予

防)、福祉を「コミュニティ」という「場」で主導するという構図があり、同事務局が、地域の諸アクター、すなわち自治体、NPO、住民組織をコミュニティ病院のもとに独自にネットワーク化しようとしている点が指摘できる。一方、社会開発・人間の安全保障省が創設した介護ボランティア制度も30バーツ医療制度のなかで再編成されつつある。また、地方自治体の行政能力を強化したうえで、国民健康保障事務局が進めている「タムボン健康基金」[21]と、財務省が進めている「非制度的年金」の一元管理を地方に担わせることもひとつの選択肢であり、このことについてコミュニティ病院と自治体の調整が必要となってこよう。

さらに、こうした「医療」と「福祉」の統合あるいはコミュニティ・ケアの具体的事例として、障害者福祉の分野をみてみよう。30バーツ医療制度ではクーデタ前から医療福祉サービス供給の普遍化への指向が強かった。たとえば、身体障害者は「トー74」という種類に分類され、これに登録されている人口は41万4,358人(2006年)であった。すでに述べたように、30バーツ医療制度では人頭割予算を採用しており、2007年度の1人当たり人頭割予算は1,899バーツになっているが、2005年度から1人当たり人頭割予算のなかにリハビリテーション予算4バーツが計上されるようになった。次にリハビリテーションにどれくらいの予算が使われているかであるが[22]、30バーツ医療制度の制度内では、総額にすると4バーツ×4,700万人(30バーツ医療制度対象人口)＝1億8,800万バーツがリハビリテーションに振り向けられている。うち80％にあたる1億5,000万バーツがリハビリテーションや障害程度の認定に、15％が補装具購入等、5％が種々の講習に充てられることになっている。ただし、予算はいいとしても、それとは別に現場でのマンパワーの絶対的不足という問題が存在しているという問題点は残っている[23]。

さらにNHSOは、こうした「国家」による基本的権利としての医療と福祉の保障のうえに、地域レベルの2階部分ないし付加的部分を積み上げていくという方向を示している。具体的には三者共同出資(地方自治体、NHSO、住民)による先述の健康保険基金設立の試みである(NHSO 2007c)。この基金は、障害者や高齢者といった社会的弱者を地域全体で支援・介護する仕組みを構

築することを目的としているようである[24]。すなわち NHSO はコミュニティ病院ないし CUP を頂点とした医療サービス供給と、地域レベルの健康保険基金を通じた福祉サービス供給の組み合わせを意図しているのである。なお、2007年3月に NHSO、保健省、社会開発・人間の安全保障省、内務省、全国県自治体協会、全国テーサバーン連盟、全国タムボン自治体連盟が自治体レベルの健康保険事業・福祉事業支援に関する協力協定に署名したが、この仕掛けを主導したのは NHSO である。

小　括

　NHSO と保健省、もっと具体的にいえばタイの医療保障政策の実権を握っていた4人の「農村医師官僚」出身者たちは、一体何を目指そうとしたのだろうか。おそらく彼らは、①医療構造改革の実現（とりわけ薬剤に関する政策手段や CSMBS の給付水準の削減を通じて）、そしてこれを大前提とした②ベーシック・ヒューマン・ニーズの保障と拡充、および③農村地域医療・福祉の新たな枠組みの構築を目標とする省庁間および政府間（中央と地方）における「政策ネットワーク」[25] の維持強化を目指したのだろう。とりわけ、2006年9月クーデタ後に CSMBS の給付水準の具体的削減策と1人当たり人頭割予算の引き上げ幅の上昇をセットで実施することを目論んでいた。しかし、CSMBS の給付水準削減のペースが緩慢である一方、これまで医療サービスの恩恵にあずかれなかった貧困層が一気に30バーツ医療制度に殺到し、それに呼応して1人当たりの人頭割予算は、とりわけ2006年9月クーデタ後に増加のペースを上げた。したがって、当初の財政規律は必ずしも貫徹しなかったといえるのではないだろうか。

　さらにその結果として、30バーツ医療制度が制度上の欠陥を露呈しつつあることを最後に付記しておかねばならない。すなわち、30バーツ医療制度で実際上起こっているのは、サービス「対象者」の裾野を広げるという意味での普遍化であり、サービス「利用者」の普遍化ではないという点である。すなわち、比較的低所得で疾病リスクの高い層にサービスの利用が限定されて

第5章　医療構造改革と「30バーツ医療制度」

しまうという現象であり、もっといえば実質的な公的扶助すなわち1975年以来の「低所得者医療扶助制度」への逆戻りの様相を呈しているのである。また、これは事実上の所得移転政策への転化である。ただ、もともと30バーツ医療制度は「給与所得者以外」(4,700万人)を対象とし、制度に退職高齢者その他の社会的弱者が流入するという弱者滞留型の制度設計になっているから、当然といえば当然である。制度維持のために社会保険方式の導入を断行できる強い政権が今後出てくるかどうかはわからない。このままいけば「安かろう悪かろう」の制度として定着し、その結果農村部における貧困層より上の層が利用を回避し、事実上の無保険となってしまうことも懸念される。

おそらくこれから問題になってくるのは、こうした層を含めた農村部に対するセーフティー・ネットをどう張るかという点だろう。CSMBSにおける給付水準の切り下げ等を通じた政府医療支出の抑制が功を奏したとしても、高齢化といった条件のもとでは国家による「大きな社会保障」が必ずしも持続性を確保し得ないかもしれない。これを打開する糸口のひとつが、第2節で述べたNHSOが推進する三者共同出資による地域レベルの健康保険基金のサービスの対象をさらに拡張することである。具体的には、国家による基本的権利としての「大きな社会保障」のうえに「小さな社会保障」を付加する方向性、すなわち地域主導で住民による介護サービスの供給などといった2階部分ないし付加的給付部分を積み上げていくという方向性である。その意味で、社会保障制度改革における地方自治体やコミュニティ病院の役割が焦点となってこよう。この点については、第7章で検討する。

●注

1) ただし、後に言及するように、2006年9月クーデタ以降この30バーツ医療制度の1人当たり人頭割予算の上昇率が上がっている。
2) ここでいう医療構造改革とは、政府医療支出の抑制ないし削減、患者の自己負担増、医療福祉サービス供給における民間活力の導入などといった意味での構造改革であり、次に言及する「構造変動」とは内容を異にしている点に注意を喚起したい。ここでいう医療構造改革の核心とは、次に言及する用語を用いるなら、政府医療支出「水準」の抑制ということになろう。

3) この「構造変動」についての分析的視点としては、たとえば「収斂説」と「大転換説」がある。すなわち、資本主義が一定の段階に達すればどの国でも同じような福祉国家が成立するという「収斂説」と、資本主義のある発展段階で経済構造や社会政治システムに断絶的、構造破壊的変化が起こり、その過程で福祉国家が生まれるという「大転換説」である(加藤 2006: 289)。
4) ガン、心臓病、精神病の薬剤が主である。
5) これに対し、OECD 諸国の比率は軒並み 10〜20% 程度である。
6) 30 バーツ医療制度導入時にタイの医療政策の実権を握っていたのは 4 人の「農村医師官僚」出身者、すなわちサグアン NHSO 事務局長、ウィチャイ製薬公社役員会会長、アムポン国民健康委員会事務局長、スウィット疾病対策担当専門家(国家薬事委員会委員長)であった。
7) たとえば盲腸手術の場合は 10,000 バーツといった具合に、入院日数や使われた医療資源の多寡にかかわらず、あらかじめ定められた額を支払う仕組みである。
8) 給付水準の引き下げ傾向は CSMBS のみにみられる傾向ではない。社会保障基金(SSS)では、2007 年 1 月から出産費用が無料から 12,000 バーツの補助支給に、歯科診療が無料から年 2 回 500 バーツの補助支給に変更された。
9) 以後の本文中の記述で、2006 年 9 月 19 日クーデタ以後における医療・福祉関連の動きが出てきた場合は表 5-3 を参照。
10) この措置はすでに述べた 2007 年 7 月実施の CSMBS における給付水準の引き下げ努力とセットで実施されているので、その意味からすれば財政規律は守られていることになる。しかし、CSMBS の給付水準の引き下げがどの程度まで実現可能かについては別問題である。
11) その際、CSMBS、SSS で受け取る医療水準を維持しようとすればこれまでより自己負担率が上昇することになる。
12) PCU については第 6 章を参照。
13) 特許を持つ企業の許諾がなくても類似薬の生産や輸入ができるというものである。これにより、タイ製薬公社などが類似薬の生産を始めることになった。メルクなどはタイ政府との交渉を求めたが、タイ側の代表となったのがスウィット・ウィブーンポンプラサート(C-11 級アドバイザー)、ウィチャイ・チョークウィワット(タイ式医療代替医療開発局長、製薬公社役員会会長)、モンコン・チワサンティガーン中将(製薬公社総裁)の 3 人であった。な

第 5 章　医療構造改革と「30 バーツ医療制度」

お、国民の理解を求めるため、国民健康保障事務局は強制実施権発動に関わるレポートを作成した。強制実施権発令時のモンコン保健大臣は、その後、国連合同エイズ計画プログラム調整委員会の議長に就任した。タイは、インドからの類似薬の輸入も同時に実施した。

14)　2001 年成立のタクシン政権になると、外国人および国内富裕層を顧客にしながらタイの医療ハブ化を推進しようとする「医療ハブ化」路線と、「タイ国民」のための医療保障を重視する「ベーシック・ヒューマン・ニーズ(khwam champen phuenthan)」路線の対立項が鮮明となった。サグアン NHSO 事務局長自身も、「医療ハブ」対「ベーシック・ヒューマン・ニーズ」という理念的対立項を用いている (Sa-nguan 2006a: 12)。補足しておくと、タイでは英語表記する場合、Basic Human Needs よりも Basic Minimum Needs (BMN) という表現の方が一般的である。

15)　たとえば、2007 年 3 月に NHSO は 30 バーツ医療制度における身体障害者支援をテーマとしたセミナーを主催したが、そのタイトルは、"Nawattakam sang lak prakan sukkhaphap samrap khon phikan (身体障害者のための健康保障構築におけるイノベーション), Change for the Better: from Charity to Security" であった (NHSO 2007b)。

16)　これについては、第 6 章第 1 節を参照。

17)　社会開発・人間の安全保障省は、生活困窮老人 40 万人への月額 300 バーツの補助給付を実施してきた。2006 年 10 月からは月額 500 バーツに引き上げられることになった。ただし第 8 章で述べるように、同給付の財源自体は内務省予算である。この点については第 8 章の注 7 も参照のこと。

18)　保健省・NHSO は、タムボン・レベルの保健所や各村にいる保健ボランティア (全国に 8 万人いる) を活用できる。なお 2007 年 4 月、保健省は 14 県で自ら老人福祉センターを建設するとの計画を発表しており (*Phuchatkan,* Apr. 20, 2007)、社会開発・人間の安全保障省の社会福祉事業と競合する格好となっている。

19)　30 バーツ医療制度導入以前の健康保険については、先の CSMBS、SSS によるものがあったが、それ以外の農民やインフォーマルセクター対象の健康保険制度については未整備であった。なお現在、公務員や民間事業所労働者向けの疾病予防や検診などのサービスについては、30 バーツ医療制度が地域レベルでカバーする仕組みになっている。CSMBS や SSS では、予防の部分

がカバーされていない。
20) ここでいう保健医療行政における「コミュニティの主流化」の動きに対してやや批判的立場から論じたものとして田辺(2005)(2006)がある。
21) 「タムボン健康基金」については第7章で詳述する。
22) 労災によるリハビリは社会保障基金スキーム(SSS)の対象となるので、30バーツ医療制度とは別の扱いになる。
23) 理学療法士や作業療法士が常駐する病院は県レベルの一部大病院に限られており、交通費等の問題でそこまで到達できない障害者が多いのではないかと思われる。したがってリハビリテーション予算が100%その目的のために使用されているかどうかははっきりしない。マンパワーの絶対的不足を補完するためには、伝統医療や保健ボランティアの見直しがひとつの方向性であろう。30バーツ医療制度ではタイ式マッサージが保険の対象になった。保健省は現在、各村にいる保健ボランティアの専門化(リハビリの講習などを実施)を推進している。
24) 2007年7月23日、国民健康保障事務局市民参加部門でのインタビューによる。この資金を具体的にどのような仕組みのもとで活用するかについては、行政と住民の話し合いによって決められる。すなわち自治体ごとに違いが出てくることになる。なお、当初はNHSOと自治体の2者による拠出から出発し、段階的に住民からの拠出を推進していくことになるという。
25) この政策ネットワークには、NHSOを強力にサポートするNPOも含まれよう。なお、サグアンNHSO事務局長とNPOの関係については、第4章第2節を参照。

第 6 章
「30 バーツ医療制度」下における地域医療・福祉改革
——その「統制」的志向——

はじめに

　2002 年に完全導入されたいわゆる 30 バーツ医療制度は、非給与労働者すなわち 4,700 万人にのぼる農民やインフォーマル・セクター労働者およびその家族に対する「医療の社会化」を実現した。租税を財源とする人頭割予算システム (capitation)[1] は、国民の側からみれば国家による 1 人当たりの年間医療費の保障と医療を受ける権利を具体化ないし明示化するものであった。他方、制度レベルからみるならば、従来の①専門医療サービス（県レベル）、②一般医療サービス（郡レベル）、③保健・公衆衛生サービス（タムボン・レベル）[2] の 3 分立機構を、保健省から独立した国民健康保障事務局 (NHSO) のもとに系列化するものであった。

　本章の目的は、30 バーツ医療制度下における上記 3 つの機構のうちの「保健・公衆衛生サービス（タムボン・レベル）」の制度改革を、上位階梯の「一般医療サービス（郡レベル）」との連関性を念頭に置きつつ明らかにすることである[3]。その意義は、おおまかにいって 3 つほどある。第 1 に、制度導入から 5 年余り経過した段階での地域医療・福祉制度の動向については未だ明らかになっていない部分が多く、まずは現状を把握する必要性があること、これと関連して第 2 に、1990 年代に起こった地方分権化の流れという、より広い文脈のなかに地域医療・福祉制度改革を位置付ける必要があること、第 3 に、施設治療に対する予防重視や在宅福祉重視、さらには「福祉社会」待望論といった世界的な潮流のなかにタイの地域医療・福祉制度改革を対置させ

て考察する必要があること[4]、などである。

　次に、本章の構成をあらかじめ提示しておこう。筆者は、30バーツ医療制度下の地域医療・福祉制度改革の本質が、コミュニティ病院（郡レベルで一般医療サービスを提供）による、保健所（タムボン・レベルで保健・公衆衛生サービスを提供）の「統制」という志向性と、タムボン・レベルの保健・公衆衛生サービス供給の一部における「分権」志向、すなわち「自治」ないし「参加」の志向性という2つの側面にあり、これが30バーツ医療制度導入の前後における決定的な変化とみるのであるが、本章では国民医療費抑制等の要請からくる「統制」的側面に検討を加える。具体的には、30バーツ医療制度下における地域保健医療行政・財政の二元化を梃子とした、コミュニティ病院による保健所の「統制」、およびNHSO本部によるサービスの総量および内容に関する「統制」について考察する。これに対する「分権」的側面については、第7章で考察する。

第1節　新たな組織と制度
―― PCUとCUP、そして内部市場――

1　PCUとCUP

　本章の主題である地域医療・福祉制度改革における「統制」的志向を言及するまえに、まずは30バーツ医療制度の運用の概略をみておこう。

　すでに述べたように、タイでは2002年以降、公的扶助としての「低所得者医療扶助制度」（保健省管轄）、および任意保険である「健康カード・スキーム」（保健省管轄）を廃止し、新たに「低所得者医療扶助制度」の対象者2,000万人、「健康カード・スキーム」の対象者7～800万人に、無保険者1,550万人を加えた人口をカバーする地域保険である「30バーツ医療制度」を導入した。タイには健康保険として、すでに民間の職域保険である「社会保障基金スキーム」（労働省管轄）、公務員向けの「公務員・国営企業労働者医療保障スキーム」（財務省管轄）があったが、この30バーツ医療制度の導入により、国民皆健康保険がほぼ実現することとなった。この制度では、1回30バーツ

第6章 「30バーツ医療制度」下における地域医療・福祉改革

の手数料で疾病の診断・治療（心臓病などの高額治療や伝統治療営業法に定める伝統医療を含む）、出産（2回以内）、入院患者向けの食費および室料、歯科治療、国家基本薬剤リスト（banchi ya lak haeng chat）に沿った薬剤、医療機関間のリファーラル（送致）などのサービスがカバーされることになっている（NHSO 2004: 25）。また、この制度は税方式を採用しているが、基本的に医療費のみを給付する社会保障基金スキームと異なり、疾病予防や健康増進に対する予算配分がなされているのが特徴である。

地域医療・福祉制度改革といった文脈で30バーツ医療制度導入の意義を考えた場合、以下の3点に集約される。1点目は、制度導入とともに制度を運営する独立機関として国民健康保障事務局が新設され、保健省の持っていた予算の多くの部分がここに移管された点であり、2点目はこの予算が「人頭割配分（capitation）」を採用したことにより、保健医療行政における資源配分に大きな変更が加えられたことである。そして3点目は、こうした資源配分システムの変更により、コミュニティ病院や保健所といったいわゆる1次・2次医療に重点がシフトすることになった点である。金銭面およびアクセス面の双方で医療が身近になったことで早期発見・治療が可能となり、国民医療費の軽減につながるものと期待されているのである[5]。

こうした1次・2次医療への資源シフトを制度的に支えるのが、基層レベルにおいて新設された2つの単位、すなわち「プライマリ・ケア・ユニット（nuai borikan sukkhaphap radap pathomphum ないし sun sukkhaphap chumchon, 英語の略称PCU）」と「1次医療契約ユニット（nuai khu sanya khong borikan radap pathomphum, contracting unit for primary care, 略称CUP）」である。

まずPCUであるが、主としてタムボン・レベルにあって保健所職員や助産婦が常駐して保健・公衆衛生サービスと初歩的な治療や薬の処方を行う保健所をベースとして構築されるもので、この下に一定人口が登録される。保健師、すなわちタイの公務員職種分類でいけば「保健管理担当官（chao nathi borihan ngan satharanasuk）」、「コミュニティ保健担当官（chao phanak ngan satharanasuk chumchon）」等が医療行為を行うことは厳密には違法なのだが、地方における絶対的な医師不足という現実に鑑み、PCUにおける初歩的な

表6-1 1次医療契約ユニット(CUP)の内訳

医療機関の種類	合計	%
保健省傘下の国立病院	828	86.1
保健省以外の省の傘下にある国公立病院	74	7.7
民間病院	60	6.2
小　計	962	100
温もりのあるコミュニティ・クリニック(Khlinik chumchon op un、民間)	115	59.3
温もりのあるコミュニティ・クリニック(保健省以外の省の傘下)	75	38.7
温もりのあるコミュニティ・クリニック(保健省傘下)	4	2.1
小　計	194	100
合　計	1,156	

(出所)　NHSO(2006: 2)、原典は国民健康保障事務局保険情報管理室。
(注)　「温もりのあるコミュニティ・クリニック」は、人口密度の高い都市部で医療機関の比較的少ない地域に設置されるものである。これについてはNHSO(発行年不詳)を参照。

医療行為については、保健省がいわば黙認する格好になっているのである。2006年時点で、保健所をベースとしたPCUが全国に5,946ある。また病院内や自治市の健康サービスセンターに設置される場合もあり、こうしたケースが953ある(Krasuang satharanasuk 2006: 315-316)。

次にCUPであるが、PCUでの処置が困難で医師による医療行為が必要な場合にPCUからリファー(送致)されるのがCUPである。CUPすなわち「1次医療契約ユニット」とは、1次医療を担うPCUと契約を結んでいる医療機関という意味であり、CUPは2次医療を担当している。なお、PCUと、CUPを統括する医療機関のネットワークをCUPと呼ぶ立場もあり、CUPの解釈をめぐって混乱がみられる。2006年時点でCUPの位置付けにある医療機関は全国に1,156ある。そのうち保健省傘下の国立病院が828であるが、そのほとんどがコミュニティ病院である。その詳細な内訳を表6-1に示す。

そこで次に、30バーツ医療制度の運用方式を図6-1にしたがってみてみよう。30バーツ医療制度における1人当たりの医療費予算は、①外来サー

第6章 「30バーツ医療制度」下における地域医療・福祉改革

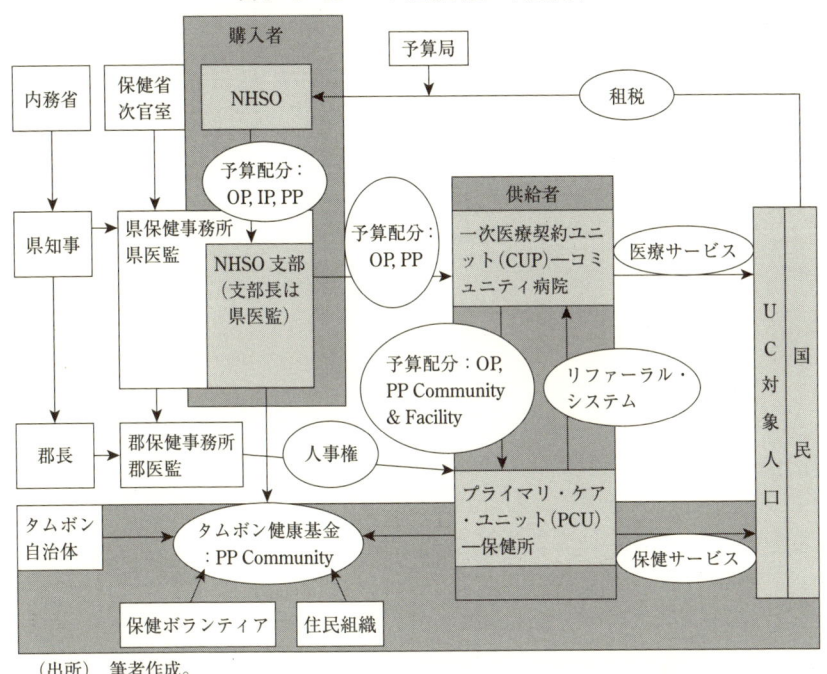

図6-1 30バーツ医療制度の制度設計

(出所) 筆者作成。
(注) OP：外来サービス予算、IP：入院サービス予算、PP：予防的サービス予算。

ビス(OP)、②入院サービス(IP)、③予防的サービス(PP)、④事故・急患サービス(AE)、⑤高額医療サービス(HC)、⑥緊急医療サービス(EMS)、⑦報酬加算的投資予算、⑧僻地加算、⑨医療過誤について定めた国民健康保障法第41条に基づく一時見舞金などから成っており、たとえば2004年時点での1人当たりの予算額は1,308.5バーツであった。国民健康保障事務局から各支部へは、登録人口分の予算が下りてくるが、具体的には①外来サービス、②入院サービス、③予防的サービスなどがここに含まれ、その他は中央に留め置かれる。各支部に下りてくる予算のなかには医療機関職員の給与が含まれている。支部管轄地域の年齢構造や特殊事情によって予算配分の補正がなされている。

次に各支部での運用であるが、ここでは「分離的人頭配分(exclusive capitation)」、すなわち①外来サービスと②入院サービスを分離する方式が採用され、登録人口分の①外来サービス予算と③予防的サービス予算がコミュニティ病院に配分される。この予算は2か月ごとに配分される。他方、②入院サービス予算は支部レベルで「総額予算方式による診断群別分類(DRG with global budget)」により管理される。

　冒頭で触れたように、30バーツ医療制度の特徴は疾病予防・健康増進のための予算(PP)が計上されている点である。2004年度における1人当たり1,308.5バーツの予算を例にとれば、そのうち206バーツがこれに充てられている。ただし、これは30バーツ医療制度の対象者のみではなく、国民全体を対象とするサービス供給予算として配分されるものであり、国民1人当たりに換算すれば152.84バーツとなる。なお、このごく一部は予防接種や母子健康手帳の印刷費として中央に留保されている。この③予防的サービス予算(PP)は2種類に区分されている。一方は「医療機関内サービス」で、これに116.20バーツ(国民1人当たり換算)が計上されているが、今述べたように予防接種と母子健康手帳の印刷費が差し引かれ、108.85バーツがこのサービス向けとして残る。もう一方は「コミュニティ内サービス」で、2004年度の場合は36.64バーツ(国民1人当たり換算)が充てられ、保健省傘下の保健医療機関ないし地方自治体に配分された(NHSO 2004: 42-44)。

　また前章で述べたように、2005年以降から「身体障害者リハビリ・サービス」など新たな予算項目が付加された。2008年度でいうと、人頭割予算が2,100バーツであるが、「外来サービス(OP)」予算645.52バーツ、「入院サービス(IP)」予算845.08バーツ、「予防的サービス(PP)」予算253.01バーツ、「高額医療サービス(HC)」予算145.26バーツ、「投資」予算143.73バーツなどに加え、「身体障害者リハビリ・サービス」4バーツ、「タイ式医療代替医療サービス補助金」1バーツなどが含まれている。

2　内部市場

　図6-1にあるように、30バーツ医療制度の導入とともに、国民への医療

第6章 「30バーツ医療制度」下における地域医療・福祉改革

サービス提供において、「購入者」(具体的には国民健康保障事務局)と「供給者」(具体的には主として国立医療機関)が分離されたが、運営上の問題点がないわけではない。すなわち、法律上は独立機関である国民健康保障事務局の30バーツ医療制度予算は、保健省内の各局が持つ予算を凌駕するまでになっており、こうした予算規模の違いがそのまま政治的な力関係に反映されるようになった[6]。2006年の第3回保健省定例幹部会議ではこうした不満が噴出し、「国民健康保障事務局の役割とは、本来的に医療サービスの購入者(phu sue borikan)であるはずだが、現在すべてを取り仕切っている。他方、政策は保健省の専管事項であり、保健省は医療サービスの供給者(phu hai borikan)である」とともに、「保健省の役割は、国民健康保障事務局の決定を待ってそれに従うのではなく、事前にメカニズムを構築すること(kamnot konkai luang na)であり、保健省は保健医療政策の担当者である」といった反論が確認された[7]。保健省は制度の「調整者(phu chat borikan)」であるとのいい方も保健省内ではなされた。

他方、このように中央レベルでは一見両者、すなわち保健省と国民健康保障事務局は対立しているようにみえるが、現場レベルつまり支部レベルでは全く違う状況が存在しているといわざるを得ない。すなわち、2002年国民健康保障法の第25条は、国民健康保障委員会が国民健康保障事務局地方支部を設置する権限を持つ旨定めているが、2003年1月8日に行われた同委員会の会議で、保健省の出先機関である県保健事務所に地方支部を代行させる決定を行った。県保健事務所が事実上の医療サービスの購入者となったわけである。県保健事務所のトップは「医監(nai phaet yai)」と呼ばれるが、1974年の機構改革ではこの医監が保健省次官室の監督の下で地方レベルの保健医療サービスを統括することになり[8]、現在にいたっている。国民健康保障事務局地方支部は制度上、30バーツ医療制度運営小委員会によって運営され、そのメンバーには購入者側代表として県自治体長、市長代表、タムボン自治体長など5人、有識者代表2人が入っているが、供給者側から国民健康保障事務局地方支部長を兼任する医監、郡保健事務所代表など4人、および中核病院・一般病院長代表、コミュニティ病院長代表3〜6人となっており、事

実上供給者側に有利な構成になっている。よって制度運営について中央レベルでは別組織となっているものの、支部レベルでは購入者と供給者が渾然一体化してしまっており、内部市場の原理が機能しなくなっているというのが現状である。中央―地方間のこうした「ねじれ現象」が制度運営に様々な影響を与えている。

　これに関連して、購入者の完全な独立化(法人化)については、第3章でみたように1999年に「地方分権計画および手続規定法」が制定され、これを受けて保健省では中央の権限を地方に委譲すべく広域自治体連合からなる「地域健康委員会(Ko.So.Pho.)」が構想され、52県で試験導入された。しかし、タクシン政権は地方分権に消極的で、この地域健康委員会に対して国民健康保障事務局支部のアドバイザー機関としての位置付けしか与えなかった。かわって、コミュニティ病院にCEO的な役割を担わせることにしたのであるが、これは「農村医師官僚」のなかの統制派の思想と一致するものであった。将来的にはこの地域健康委員会に30バーツ医療制度の購入者としての役割を担わせるのも1つの選択肢ではあるが、保険業務に関わる知識やノウハウを身に付けるまでにはまだ相当な時間を要するであろう。

　このようにタイの30バーツ医療制度は原則として「購入者」と「供給者」の分離を採用しているが、ここであらためてその本来的意義を確認しておこう。もともと、教育や医療といった公共性の高い分野で「購入者」と「供給者」を分離し、いわゆる「内部(擬似)市場」を創設することによって供給者間に競争状態をもたらすとともに消費者の選択肢を広げるといった試みは、イギリスの「NHS(National Health Service)&コミュニティケア法」を嚆矢とする。1990年に成立した同法では、NHSの組織を分割し、保健当局がサービスの購入機能を、NHS国立病院が保健当局の直接コントロールから外れて独立してNHS供給機能を担うことになり、供給者である病院が購入者である保健当局との契約を求めて競争する擬似市場を設定した(大住 2002: 23-25)。他方、タイについてみると、すでに独立法人化しているのはサムットサーコーン県のバーンペーオ病院のみで、それ以外の保健省傘下の医療機関は国立のままである。また現在、規定上は国民が「掛かりつけ医療機関」を選択することが

可能である。すなわち、住民登録のある郡ないしタムボンにある医療機関、隣接する郡ないしタムボンにある医療機関、現住地の郡ないしタムボンにある医療機関から選択することができる[9]。しかしながら、非効率的でニーズへの応答性にかけた公的部門を分権化（購入者と供給者に分離）し、市場に類似した競争状態を作るといった先進国での試みをタイに適用して効果を期待するのはまだ早いといえるかもしれない。とりわけ農村部で競争状態を創出することはきわめて困難である。というのも、農村部では供給者すなわち医療機関がきわめて少ない、ないしは不足している状態にあり、サービスが不良なプレーヤーを退場させることは困難であるからである。

第2節　地域医療・福祉改革における「統制」的志向

① 地域保健医療行政の二元化

それでは、「購入者」と「供給者」の分離というニュー・パブリック・マネジメント（NPM）的な改革は、既存の保健医療行財政にいかなる影響をもたらしたのであろうか。

2002年の30バーツ医療制度導入以降、タムボン・レベルにあって保健・公衆衛生サービスを受け持つ保健所（sathani anamai）の正面に、新たなプレートが掲げられるようになった。例を挙げよう。筆者の調査地のひとつであるラーチャブリー県ポーターラーム郡タムボン・チャムレのノーンソーンホン保健所では、制度導入以降、「ノーンソーンホン保健所、保健省（sathani anamai nong song hong, krasuang satharanasuk）」のプレートとともに、「ノーンソーンホン・コミュニティ健康センター、ポーターラーム病院ネットワーク（sun sukkhaphap chumchon nong song hong, khrueakhai rongphayaban photharam）」という新たなプレートが取り付けられたのである（写真1、2参照）。保健省は、30バーツ医療制度導入と同じ2002年から保健所に関する新規認証基準を策定し[10]、これを満たした保健所を順次「コミュニティ健康センター」[11]に格上げしていったが、NHSOが運用する30バーツ医療制度の傘下に入ると、この「コミュニティ健康センター」は前述の「PCU」と呼ばれることになる。こ

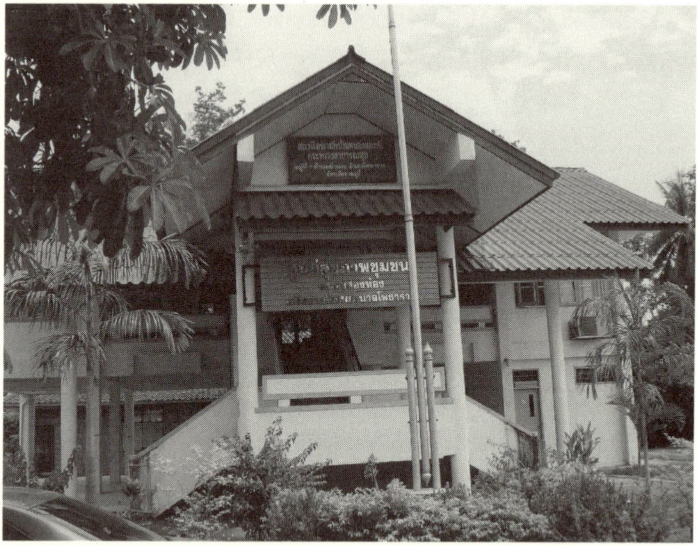

写真1　ラーチャブリー県ポーターラーム郡タムボン・チャムレのノーンソーンホン保健所

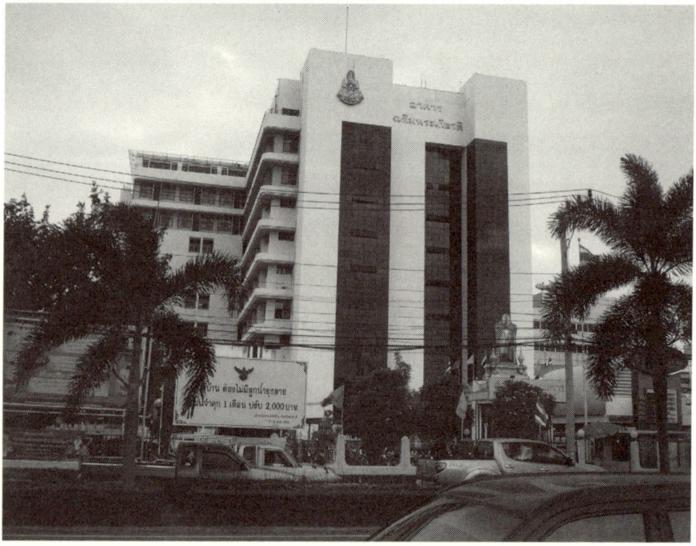

写真2　ラーチャブリー県ポーターラーム郡のコミュニティ病院（ポーターラーム病院）

第6章 「30バーツ医療制度」下における地域医療・福祉改革

の場合、実際には呼び易さという意味において「PCU」が使用されることが多い。この新たな看板が、30バーツ医療制度下における地域保健医療の制度変容を象徴しているといえるかもしれない。以下、制度の全体構造のなかで今一度この変化を考えてみることにしよう。

あらためて図6-1を参照いただきたいのだが、30バーツ医療制度の導入によってタイの保健医療行政・財政は二元化することになった。すなわち、人事管理を主とする従来の行政ライン[12]と、30バーツ医療制度下にあって保健医療サービス経費が流れる新たな現場ライン[13]の2つである。本章が対象とする地域医療・福祉に引き付けていうならば、保健所(コミュニティ健康センター)は、旧来的な保健所と30バーツ医療制度下におけるPCUという2つの顔を持ち、行政ラインすなわち人事管理にあっては郡医監の監督下に入り、他方、現場ライン(もっといえば経営面)にあってはコミュニティ病院長の監督下に入るのである。その意味で、1974年の省機構改革以降、次官室のもとに一元化されていた地方保健医療行政が、30バーツ医療制度導入によって根本的に変化したのである。

そこで、保健医療行政・財政の二元化という観点から、30バーツ医療制度下における保健医療サービス予算の流れをみるにあたって、まず、タイの制度のひとつのモデルとなったイギリスの「国民保健サービス(NHS)」と比較すると、NHSでは、保健当局から「プライマリ・ケア・トラスト(PCT)」に地域保健医療サービス向けの大部分の人頭割予算が配分され、そのうえでPCTが総合医(GP医)や、NHSトラストつまり2次医療以上の病院にこれらのサービスを委託する。他方、タイの場合はイギリスとはやや異なる形態をとる。すなわち、サービスの購入者であるNHSOの各県支部が、「1次医療契約ユニット」を統括する2次医療レベルの病院、すなわちコミュニティ病院と契約を結び、これらに人頭割予算配分(「外来サービス(OP)」予算、「予防的サービス(PP)」予算)がなされ、さらに1次医療すなわち初歩的な治療および保健・公衆衛生サービスを担うPCUすなわち保健所に、担当人口分の「外来サービス(OP)」予算と「予防的サービス(PP)」予算が配分される。本節冒頭で挙げた事例でいえば、CUPを統括するポーターラーム病院から

PCUであるノーンソーンホン保健所に「外来サービス(OP)」予算と「予防的サービス(PP)」予算が配分されるのである。さらに具体的にいうと、「予防的サービス(PP)」予算については、予算細目として「コミュニティ内予防的サービス(PP Community)」と「医療機関内予防的サービス(PP Facility)」等に区分される（詳細は後述）。なお、「コミュニティ内予防的サービス(PP Community)」予算については、自治体、住民組織等が「タムボン健康基金」（詳細は第7章）を設置し、基金運営委員会の発案によって一定の規制内で使途を自由に決定することが可能であるが、この事例では「タムボン健康基金」が未設置であるため、当該予算がPCUによって管理されることになる。

それでは、今述べた30バーツ医療制度全体における保健医療行政・財政の二元化は、地域医療・福祉制度にとって一体何を意味しているのであろうか。そこで少し歴史的経緯に立ち入りながらみていくことにしよう。

2 コミュニティ病院によるPCU（保健所）の「統制」

第3章でみたように、タイの保健医療の世界では1980年代初頭以降、プライマリ・ヘルスケア(PHC)の理念に照らして、郡(amphoe, district)レベルを1つの自立的でシステマティックな範域として想定するとともに、郡レベルの病院と「コミュニティ(chumchon)」との密な連携を志向してきた。

しかしこうした理念とは裏腹に、実態面においては、保健所がコミュニティ病院を飛び越えて、より一段階上位の一般（県）病院に患者を送致するのが一般的であった。30バーツ医療制度導入以前の予算配分システムは、一般病院および中核病院に財政的・人的資源を集中させる機能を持っており、一般病院では入院のみならず外来においても、より設備が充実していたからである。こうした「制度面における理念」と「資源配分システムの実態」との間のミスマッチを乗り越えようとしたのが、2002年導入の30バーツ医療制度におけるCUPとPCUの仕掛けであった。つまり、CUPの位置付けにあるコミュニティ病院の下にタムボン・レベルの単数・複数の保健所からなるPCUがぶら下がり、人頭割予算総額のコミュニティ病院からPCUへの一括配分を梃子にしながらコミュニティ病院とPCUの関係性を固定化するとともに、

第 6 章 「30 バーツ医療制度」下における地域医療・福祉改革

コミュニティ病院常駐の家庭医・総合医による持続的かつきめの細かい診療を確保しようとしたのである[14]。家族の病歴を記したファミリー・フォルダー（faem khropkhrua）やリファーラル（送致、song to）・システム等を介した PCU と CUP の統合体は、後に述べるタムボン・レベルにおける効果的な保健医療行政の前提条件として、その機能を十分に理解しておかねばならないのである。あらためて確認すれば、30 バーツ医療制度導入は財政を通じた保健医療ネットワークの再構築を意味したのである。もっといえば、30 バーツ医療制度とは財政を梃子にしながら、これまで不徹底であった「農村医師官僚」の理念を実現しようとしたものであり、「農村医師官僚」によって制度設計された制度であるといっても過言ではない。

このように、30 バーツ医療制度は「農村医師官僚」の「理念」を実現しようとしたものであるが、実はその一方で、1980 年代後半からの国民医療費の急増という「現実」に対する制度的対処であった、というもうひとつの側面を持っていたことを見逃してはならない。30 バーツ医療制度の採用する総枠予算制は、国民医療費を全体として抑制する機能があるが、第 5 章で述べたように、制度導入当初から毎年の人頭割予算の伸びは首相府予算局の財政規律によって厳しく抑制されていた。さらに 30 バーツ医療制度は、この総枠予算制を通じた短期的な医療費抑制策とともに、疾病予防という長期的な医療費抑制策をも制度化していた。すなわち、コミュニティ内における予防の徹底を通じた上位階梯への患者送致の管理、すなわち「ゲートキーパー」の役割をコミュニティ病院に負わせることとなったのである。30 バーツ医療制度では、コミュニティ病院の病院長（CEO）に一定の制限のもとで経営が任せられるが、経営資源の使用についての裁量権を広げるかわりに、成果による統制がなされる（Management by Results: MbR）。PCU に対しては、ファミリー・フォルダーの作成や保健師による家庭訪問などの実績をスコア化し、その評価が予算配分に反映されるのである。

以上の点を、1991 年地方分権法によって保健医療分野における大胆な分権化を実施したフィリピンとあらためて比較しておくならば、フィリピンでは各レベルの地方政府間における財政調整システムの欠如からサービス供給

が非効率化し、リファーラルのシステムが分断化されるなどの弊害が起こった。それにもかかわらず、医療サービス供給に関する基準を定めた「包括的ヘルス・ケア協定」の履行状況をモニタリングする制度が弱体であったため、こうした状況が長期間放置された（Lieberman & others 2005: 165）。こうしたサービスの機構面とともに、後述するようにサービスの量的側面からいっても、途上国の保健医療分野における分権化については、慎重な準備と制度設計が必要であるといえる。

3　NHSO本部によるサービスの総量および内容に対する「統制」

　30バーツ医療制度の地域医療・福祉における制度的特徴ないし意義は、国家によるサービスの総量の保障、もっといえばその財政的担保にこそあると筆者は考えている。すでに述べたように、同制度が採用する総枠予算制は、国民医療費を全体として抑制する機能があるが、他方で人頭割予算内部の各項目のサービスを財政的に裏付けるないしは担保するものであり、これは保健医療サービスに関する政策的裁量権をも大幅に分権化したフィリピンやインドネシアと決定的に異なる点である。

　現在、30バーツ医療制度の人頭割予算には細分項目として14項目あり、うち「入院サービス（IP）」予算、「外来サービス（OP）」予算、「予防的サービス（PP）」予算の上位3項目が全体の83％を占める。毎年、国民健康保障事務局と首相府予算局との折衝を経てこの細分項目ごとの予算が積算され、人頭割予算総額が確定する。このうち、地域保健を対象とする「予防的サービス（PP）」予算について、概略はすでに述べたとおりだが、そのさらなる細目は以下のようになる（以下図6-2参照）。

　2008年度（2007年10月～2008年9月）の場合、1人当たり2,100バーツの人頭割予算のうち253.01バーツが「予防的サービス（PP）」に充てられているが、ただし、これは30バーツ医療制度の対象者4,647万7,000人のみではなく、国民全体（6,313万1,000人）を対象とするサービス予算として配分されるものであり、国民1人当たりに換算すれば186.27バーツとなる。このPPは4種類に区分されている。すなわち、①本省の各局が担当する「垂直的プ

第6章 「30バーツ医療制度」下における地域医療・福祉改革

図6-2 「予防的サービス(PP)」予算における「コミュニティ内予防サービス(PP Community)」の位置付け

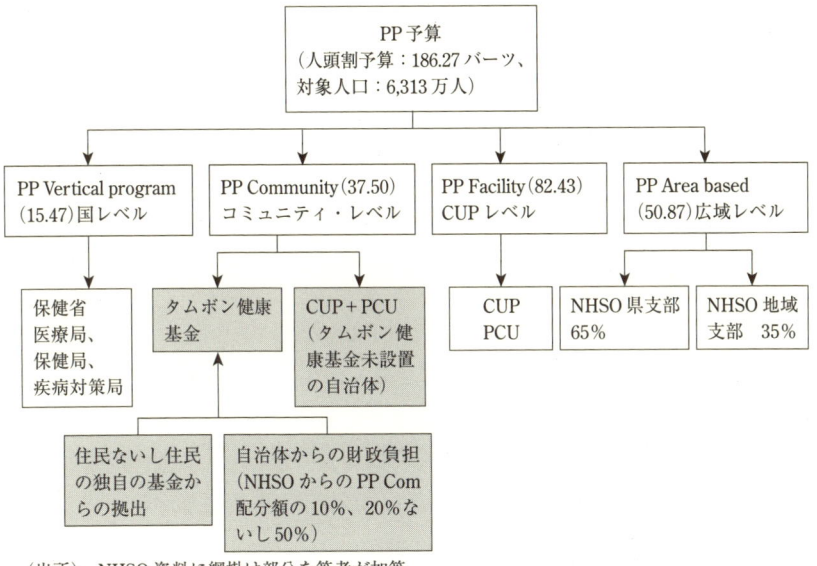

```
                        PP予算
                （人頭割予算：186.27バーツ、
                  対象人口：6,313万人）
    ┌──────────────┬──────────────┬──────────────┐
PP Vertical program   PP Community(37.50)   PP Facility(82.43)   PP Area based
(15.47)国レベル       コミュニティ・レベル   CUPレベル         (50.87)広域レベル
    │              ┌──────┴──────┐         │            ┌──────┴──────┐
 保健省          タムボン健康    CUP+PCU      CUP        NHSO県支部   NHSO地域
 医療局、        基金            (タムボン健    PCU         65%        支部 35%
 保健局、                        康基金未設置
 疾病対策局                      の自治体)
                    │              │
                住民ないし住民   自治体からの財政負担
                の独自の基金か   (NHSOからのPP Com
                らの拠出         配分額の10%、20%な
                                 いし50%)
```

（出所）　NHSO資料に網掛け部分を筆者が加筆。

ログラム(PP Vertical program)」（事業所内一般検診、官公庁内一般検診、乳がん検診、血友病スクリーニング、HIV母子感染防止など）、②自治体、住民組織等の創意によって使途を選択できる「コミュニティ内予防的サービス(PP Community)」（次章で詳述）、③出産前ケア(ANC)、出産後ケア(PNC)などの「医療機関内予防的サービス(PP Facility)」、④NHSO地域支部、県支部に対して個別ニーズに応じて配分される「広域サービス(PP Area based)」の4つである。とりわけ、②の自治体、住民組織等の創意によって使途を選択できる「コミュニティ内予防的サービス(PP Community)」や、③の出産前ケア(ANC)、出産後ケア(PNC)などの「医療機関内予防的サービス(PP Facility)」については、地方分権化政策の進展によって保健所が将来的に自治体に移管されたとしても、他の用途に流用することは認められていない。

　以上からわかるように、国家および自治体による保健サービスの総量があ

らかじめ国家によって設定(保障)されていることが重要なポイントである。黒岩(1997: 233-236)は、フィリピンにおける保健医療サービスの地方分権化(1991年)により、同分野の取引費用が以前より増大したと指摘したうえで、保健医療政策の重要性に対する地方政治家の認識不足により、効果が即現れない疾病予防政策への無関心、予算配分における公共土木事業への選好が顕著であるとの指摘を行っている。地方自治体および市民社会の双方が脆弱な途上国においては、依然として国家が分配機能を堅持すべきであるとするタイ保健当局の姿勢は正鵠を射ていると筆者は考える[15]。

　次に、保健医療サービスの内容に関する「統制」である。サービスの内容についても、人頭割予算という財政的政策手段によって「統制」することが可能である。たとえば、30バーツ医療制度導入直後における地域保健は、導入以前と同様、出産・乳幼児期の母子保健や学童・青年期の学校保健に偏重していた。医療についても、成人・高齢者については特別な政策的配慮はなかった。これに対し、国民健康保障事務局は2005年度あたりから予防を含む成人・高齢者医療への資源配分を強化するようになった。生活習慣病が国民医療費を押し上げているとの認識が強まったためである。具体的な政策手段としては、①人頭割予算(「外来サービス」、「入院サービス」)における各県人口の年齢構成、もっといえば高齢者の比重の反映[16]、②「生活習慣病・高額医療管理プログラム(Disease Management Program)」の導入、③「予防的サービス(PP)」のなかの「医療機関内予防的サービス(PP Facility)」における「高齢者健康増進・疾病予防プログラム」や「脳卒中早期治療システム開発プログラム」の導入などが挙げられる。人口の高齢化が進行するなか、人頭割予算を介したこうした政策シフトは今後も継続していくものと思われる。

第3節　「統制」の効果とファイナンス上の問題点の核心

　表6-2に示すとおり、2006年3月末時点[17]の健康保険加入者は約6,079万人で全人口(62,992,932人)に対するカバー率は96.51%に達している。うち30バーツ医療制度の加入者は約4,760万人である。さらにこのうち、30

第6章 「30バーツ医療制度」下における地域医療・福祉改革

表6-2 健康保険の種類別加入者数

健康保険の種類	2006年度第1四半期	2006年度第2四半期
30バーツ医療制度スキーム	47,411,063	47,598,678
社会保障基金スキーム	8,794,286	8,813,139
公務員・国営企業労働者医療保障スキーム	4,139,731	4,106,679
政治公務員医療保障スキーム	565	564
退役軍人医療保障スキーム	123,458	122,655
私学教員医療保障スキーム	95,026	94,864
資格確認中	―	57,346
未加入者	2,334,699	2,199,007
合計	60,564,129	60,793,925

（出所）　NHSO(2006: 1)、原典は国民健康保障事務局保険情報管理室。

バーツの手数料を支払うタイプのものが2,277万人、貧困者等の手数料免除者が2,483人である。一方、医療機関別の加入者をみると、保健省傘下の医療機関に登録している者が4,340万人、保健省以外の省の傘下にある医療機関の登録者が211万人、民間の医療機関の登録者が209万人である。

次に、表6-3によって1977年から2003年までの医療機関別の延べ外来患者数の推移をみると、年を追うごとに全体の延べ患者数が増えている。医療機関別では77年には中核病院・一般病院の比率が相対的に高かったが徐々に減少し、代わってコミュニティ病院・分院および保健所・コミュニティ健康センターの比率が高くなっている。とりわけ保健所・コミュニティ健康センターの伸びが目立つ。ただし、保健所・コミュニティ健康センターの伸びはすでに長期的なトレンドとして定着しており、30バーツ医療制度導入との因果関係と特定するまでにはいかないかもしれない。一方、病床数については、2001年29,780、2002年29,930、2003年29,930とほぼ横ばいである（Krasuang satharanasuk 2006: 250）。

次に、人的資源配分の変化をみてみよう。まず、医療供給能力の全体的上昇について、医療従事者1人当たり人口の変化(1998年から2005年)をみると、医師が3,406人から3,182人へ、歯科医が1万5,613人から1万4,901人

表 6-3 医療機関別の延べ外来患者数(1977年～2003年)

	1977	1981	1985	1989	1993	1995	1996	1997	1998
中核病院、一般病院	5.5 (46.2)	7.5 (33.1)	10.0 (32.4)	10.9 (27.7)	12.0 (21.2)	14.6 (20.0)	15.5 (19.6)	16.8 (19.1)	18.1 (18.8)
コミュニティ病院、分院	2.9 (24.4)	6.0 (26.4)	11.1 (35.9)	12.9 (32.8)	21.1 (37.2)	26.1 (35.7)	28.0 (35.5)	29.6 (33.7)	33.9 (35.1)
保健所、コミュニティ健康センター	3.5 (29.4)	9.2 (40.5)	9.8 (31.7)	15.5 (39.4)	23.6 (41.6)	32.4 (44.3)	35.4 (44.9)	41.5 (47.2)	44.5 (46.1)
合　計	11.9	22.7	30.9	39.3	56.7	73.1	78.9	87.9	96.5

（出所）　Krasuang satharanasuk (2006: 318)、原典は次官室政策計画事務局、健康サービス・
（注）　カッコ内は全外来患者数に占める割合。

へ、薬剤師が1万346人から7,847人へ、看護師が960人から613人へといずれも改善している(Krasuang satharanasuk 2008: 251)。

　30バーツ医療制度の理念は、コミュニティ病院や保健所への資源配分の強化であったが、この点をデータに基づいて評価してみよう。全国に730か所あるコミュニティ病院勤務の医師数のデータをみると、1980年代半ばから90年代半ばまで1,000人台で推移していたが、2001年には2,725人、2002年に3,758人、2003年に4,084人、さらに2007年には4,514人と急増している(Krasuang satharanasuk 2008: 275)。時期的には30バーツ医療制度の導入と重なっており、1次・2次医療サービスへの人的資源配分の拡大につながっていることを窺わせている[18]。次に、コミュニティ病院のベッド数の変化をみてみよう。コミュニティ病院は通常ベッド数10から150の病院を指すが、30バーツ医療制度以前の1997年における10床規模のコミュニティ病院が全体(730か所)の31.1％であったのに対し、2007年にはその比率が4.7％に減少している。他方、30床規模のそれが47.6％から55.9％に、60床規模のそれが14.6％から25.5％にそれぞれ増加している(Krasuang satharanasuk 2008: 281)。次に看護師をみておこう。2000年時で全国に76,004人いる看護師の内訳は、大卒44,461人、高卒31,543人であったが、保健所勤務の大卒看護師は586人に過ぎなかった。これに対し2001年12月、政府は30バー

第6章 「30バーツ医療制度」下における地域医療・福祉改革

(単位:100万回)

	1999	2000	2003
	19.4 (18.8)	20.4 (18.2)	23.0 (17.8)
	36.7 (35.6)	40.2 (35.7)	43.7 (33.8)
	46.9 (45.5)	51.8 (46.1)	62.4 (48.3)
	103.0	112.4	129.1

システム開発事務局資料。

図6-3 1病床当たり人口(2004年)

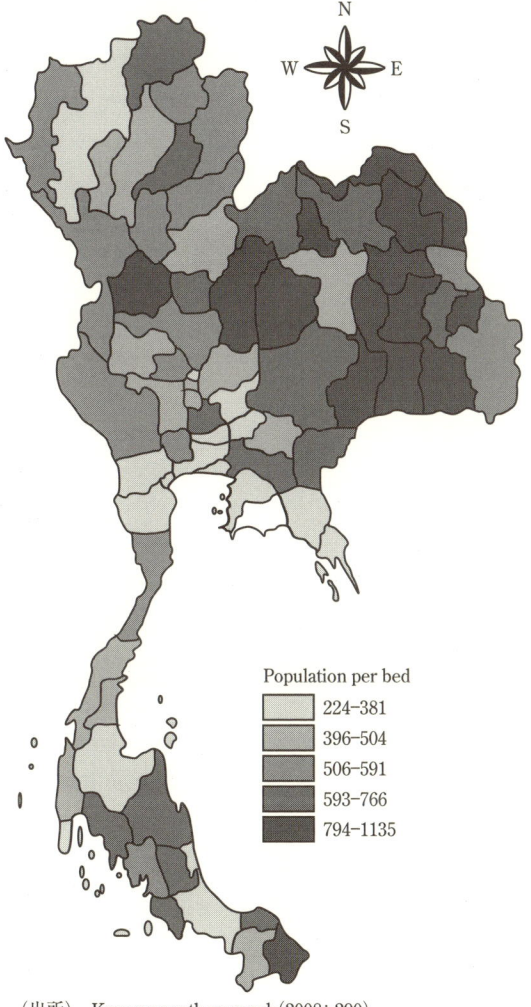

Population per bed
- 224–381
- 396–504
- 506–591
- 593–766
- 794–1135

(出所) Krasuang satharanasuk(2008: 290)

ツ医療制度のもとでは、3〜5年の経験を持つ大卒看護師を1万か所以上ある保健所、コミュニティ健康センターの看護師長とするとの計画を発表した(*Phuchatkan,* Dec.13, 2001)(*Matichon,* Dec.15, 2001)。以上のことから、1次・2次医療サービスへの資源配分の強化という政策的インセンティヴが効果をあげていると考えられる。

さらに同じく30バーツ医療制度の理念である地域格差の是正についてデータで検証しておこう。東北タイの医療従事者に対するバンコクのそれの比率の時系列変化(1998年から2005年)を示すと、医師では10.8倍から8.1倍に、歯科医では14.7倍

145

表6-4 30バーツ医療制度において国立医療機関からサービスを受けた割合(10分位階層別)

(単位:%)

10分位階層	保健所(外来)	郡病院(外来)	中核・一般病院(外来)	郡病院(入院)	中核・一般病院(入院)	県外の病院(入院)	合計
1(最貧困層)	12.2	11.5	3.5	11.7	6.7	21.1	8.90
2	13.1	13.6	6.5	10.5	7.0	4.3	9.29
3	10.8	14.1	8.7	8.6	9.2	3.2	9.98
4	15.4	11.5	10.7	14.2	9.8	10.1	11.53
5	13.7	13.2	8.5	10.4	10.8	13.7	11.03
6	11.7	11.8	15.6	7.4	14.2	4.7	12.12
7	13.9	10.2	10.6	24.9	6.7	6.6	12.38
8	5.6	8.2	17.0	6.5	13.8	26.4	11.77
9	2.9	3.3	7.8	2.8	14.0	5.3	7.13
10(最富裕層)	0.7	2.5	11.1	3.0	7.8	4.6	5.87
合計	100	100	100	100	100	100	100

(出所) Krasuang satharanasuk (2006: 318) より抜粋。原典は Wirot Tangcharoensathian and others, *Kan khlang khong rabop lak prakan sukkhaphap thuan na patchuban lae anakhot*(30バーツ医療制度の財政:現状と将来)、2004。

から3.6倍に、薬剤師では13.1倍から3.6倍に、看護師が5.9倍から3.4倍に改善している(Krasuang satharanasuk 2008: 271)。しかしながら格差が解消されたわけではない。図6-3は1ベッドに対する人口数を県別にみたものであるが、依然として東北タイにおける医療施設普及の遅れが目立っている。

次に、表6-4にみるように、ウィロートらが2002年に行った、30バーツ医療制度下における所得階層と医療機関別受診との連関性についての調査によれば、中核病院・一般病院の入院サービスは貧困層よりも富裕層に対して便益を与えており、他方、保健所およびコミュニティ(郡)病院の外来サービスは富裕層よりも貧困層に便益を与えていることが確認される。次に、プーシット、ウィロートおよびカーンチャナーが2007年に行った、政府医療支出の受益効果に関する研究を見ておこう(Phusit, Viroj and Kanjana 2007)。表6-5は、30バーツ医療制度導入の前後において、政府医療支出の階層間

第6章 「30バーツ医療制度」下における地域医療・福祉改革

表6-5 政府医療支出の階層間分配の変化(2001-2003年)

	2001	2003	増加率
Q1	16,494.26 (28.1)	25,240.44 (31.3)	53
Q2	11,865.63 (20.2)	17,990.27 (22.3)	52
Q3	9,899.08 (16.8)	11,871.04 (14.7)	20
Q4	10,195.04 (17.4)	13,259.48 (16.4)	30
Q5	10,278.94 (17.5)	12,316.39 (15.3)	20
合計	58,732.95	80,677.61	37

(出所) Phusit, Viroj and Kanjana(2007: 28-30)より抜粋。

分配がどのように変化したかを示したものである。それによると、2001年の政府医療支出が587億バーツであったのに対し、2003年のそれは807億バーツに増加したが、そのうち最貧困層(Q1)に回ったのはそれぞれ28.1%、31.3%と5分位階層のなかで最も比率が高く、さらに、同期間の増加率は53%と他の階層の増加率を上回っている。

一方、30バーツ医療制度の財政状況についてであるが、2006年に入ってその悪化が伝えられた。国民健康保障事務局は30バーツ医療制度の財務に関する具体的データを公表していないが、それを窺わせる情報が断片的にもたらされるようになった。たとえば、社会保障基金スキーム、公務員・国営企業労働者医療保障スキームについても30バーツ医療制度と共通の薬剤処方基準を適用する、つまりサービスの質が一段低いといわれる30バーツ医療制度に合わせる提案がなされている。これは、医療保障制度の一本化を通じた30バーツ医療制度維持への布石ではないかとみられた(*Phuchatkan,* Jun.22, 2006)。また保健省は2006年になって、30バーツ医療制度の財政不足を認めつつ、とりわけ小規模病院の一部が赤字状態に陥り、存続の危機に曝されていることを明らかにした。同時に、これら赤字小規模病院の救済のため、一部の大病院が蓄えた剰余金1～5億バーツを投入する計画を発表し

た（*Phuchatkan,* May 29, 2006）。

　第5章で述べたように、予算局による人頭割予算の伸びの抑制は導入当初の30バーツ医療制度を特徴付けたが、その後の医療を受ける権利の行使の増加（少なくとも短期的な）には抗しきれず、総枠予算制の結果として、そのツケ（つまり赤字）は国家ではなく医療機関、とりわけ患者が急増したコミュニティ病院に回ったのである。ただし、同じく第5章で述べたように、2006年9月のクーデタ以降30バーツ医療制度予算の大幅増額が実施されたので一息ついた格好になったのである。しかし、政府全体の財政状況から考えるなら、こうした状況が恒常的に続くとは考えにくい。

● 注
1） 患者の登録数に応じて予算を人頭払いするものである。国民医療費抑制の手段として用いられるものであり、タイでは30バーツ医療制度の導入によって短期間に医療サービスの普遍化を達成したが、第5章で述べたように、毎年の人頭割予算の伸びは当初、首相府予算局によって厳しく抑制されていた。2008年度（2007年10月～2008年9月）の1人当たり予算は2,100バーツである。なお、タイの30バーツ医療制度はその成立過程においてイギリスやベルギーの影響を強く受けたが、この人頭割予算をはじめ、総枠予算制、購入者と供給者の分離を通じた内部市場ないし擬似市場の導入、パブリック・プライベート・ミックス、家庭医・総合医（GP医）など、とりわけイギリスの「国民保健サービス（NHS）」の影響を色濃く反映しているといえる。パブリック・プライベート・ミックスについては、NHSO（発行年不詳）を参照されたい。
2） タムボンは郡の下に位置する行政単位であるが、「1994年タムボン評議会およびタムボン自治体法」の成立を境に、法人格を持った自治体に移行してきている。
3） なお、一般医療サービスを「2次医療」、保健・公衆衛生サービスを「1次医療」とも呼ぶ。タイで保健・公衆衛生サービスを「1次医療」と呼ぶのは、後述するように、実際には保健所でごく初歩的な治療行為が行われているからである。
4） 近年、東アジアにおける少子高齢化と社会保障の関係においてコミュニテ

第6章 「30バーツ医療制度」下における地域医療・福祉改革

ィの重要性が強調されるようになってきているが、これについてはコミュニティや福祉社会が国家の機能を完全に代替するということではなく、国家の機能を補完するぐらいの意味合いで捉えておく必要があろう。

5) ウタイ・スットスック元保健次官によれば、カナダ、イギリス、ニュージーランドなど1次医療サービス(kan borikan pathomphum)に重心を置く国は、そうでないアメリカなどといった国よりもより効率的に保健医療予算を使用している(NHSO, *Khao Den,* Jun.6, 2006)。

6) 2002年国民健康保障法の経過条項においては、30バーツ医療制度の予算配分は法律施行後、最長で3年間保健省が行い、この過渡期を過ぎると国民健康保障事務局に同予算が移管されることになっていた。

7) 2006年第3回保健省幹部会議(5月17日)の議事録。一方、2004年10月には国民健康保障事務局と保健省との間で合意書が交わされ、国民健康保障事務局が被保険者に代わってサービス供給者を按配(chat ha)するとともに予算措置を行うサービス調整者(phu chat ha borikan)ないしサービス運営者(phu chatkan rabop)の役割を果たす一方、保健省および傘下の国立病院はサービスを提供するサービス供給者(phu hai borikan, phu chat borikan)の役割を果たすことになっていた(NHSO, *Khao Den,* Oct.28, 2004)。なお、英語では両者をそれぞれpurchaserおよびproviderと称している。

8) この点については、第2章第2節を参照。

9) 「医療機関登録に関する原則、方法および条件に関する国民健康保障事務局規則」(2003年5月26日発表)。

10) 中核病院、県病院、コミュニティ病院については、HAないしISO9002といった認証基準が適用されたが、保健所については独自の基準が使用された。

11) ただし、この「コミュニティ健康センター」の呼び名はまだ一般化しておらず、保健省内でも依然「保健所」が使用されることが多い。よって「ノーンソーンホン保健所、保健省」の看板が残っていても不思議ではない。したがって、本書でも主として「保健所」という通称を引き続き使用することにする。

12) 保健省次官室から県保健事務所、郡保健事務所にいたるラインで、人事面でいえば、保健所の職員は郡医監の、コミュニティ病院の職員は県医監の管理下に入る。

13) 中央のNHSOからコミュニティ病院、PCU(保健所)にいたるラインで、この保健医療サービス経費については、政府予算項目でいうと基金・回転資金

に分類される。

14) 30バーツ医療制度は患者と医療機関を固定化する制度であり、これにより生活習慣や病歴の長期的把握を背景とした治療、複数疾患の総合的な診断が可能となるとされる。30バーツ医療制度では各患者が持つNHSO発行のカードに記載された医療機関(居住地域の特定のPCUないしCUP)以外で治療を受けた場合は全額自己負担となる。また、NHSO資料によれば、30バーツ医療制度では家庭医で月額3万バーツ、総合医(GP医師)で同2万5,000バーツ、退職医で同6万バーツの特別手当が給与に加算される。コミュニティ病院に常駐する医師は公務員であり、この医師の公務員化はイギリスと共通する点であるが、タイの30バーツ医療制度では、人頭割予算は医療機関である1次医療契約ユニット(CUP)およびPCUしか受け取ることができない。

15) 筆者は、近年のタイの医療ハブ化や中間層以上の医療市場の市場化によって、国家医療ないし30バーツ医療制度のレゾン・デートルが、シンボリックな存在としてのタイ国民＝農民に対するベーシック・ヒューマン・ニーズ(BHN)の保障に転換したと考えている。この点に関して、『1993年世界開発報告』以降、世界銀行はPrivate Healthcare Modelすなわち医療の市場化を推奨してきたが(World Bank 1993)、タイ政府はその流れに疑問を投げかけているともいえよう。この点については別稿で論じることにしたい。

16) 2007年度における「外来サービス(OP)」の人頭割予算でいうと、1人当たりの基準値が645.52バーツであるのに対し、高齢化率が最も額が低いパトゥムターニー県で612.67バーツ、最も率が高いサムットソンクラーム県で739.57バーツと、127バーツの開きがある。

17) タイの会計年度は10-9月であり、2006年度は2005年10月から2006年9月となる。したがって表6-2の2006年度第2四半期は3月末までとなる。

18) 保健省のデータによれば、2001年を境に国立病院を退職する医師数が増加している。2001年以前の年間離職者数は200～350人であったのに対し、その後は500人～800人に増えている。しかし、医学教育の拡充により新規参入する医師数が2003年以降年間1,000人を超えるようになってきており、したがって医師数は年間数百人の純増となっている(Krasuang satharanasuk 2008: 264)。

第 7 章
「30 バーツ医療制度」下における地域医療・福祉改革
―― その「分権」的志向 ――

はじめに

　30 バーツ医療制度の「人頭割予算（capitation）」は、医療を受ける「個人の権利」と、健康を増進する「集団（コミュニティ）の責務」という 2 つの論理をそのなかに埋め込んでいる。タイ人には耳慣れない「サーンスーム・スッカパープ（health promotion）」と、予算局による人頭割予算の伸びの抑制は、コインの表裏として導入当初の 30 バーツ医療制度を特徴付けたが、「個人の権利」の行使の増加（少なくとも短期的な）には抗しきれず、制度の結果として、そのツケ（つまり赤字）は国家ではなく医療機関に回った。2006 年 9 月のクーデタ後、国家は、人頭割予算の大幅引き上げというかたちで増え続ける「個人の権利」の行使を追認したが、近年になって修正を余儀なくされつつある。結局、長期的にみて、ツケは自治体の co-payment やコストの安いヘルス・プロモーションで解消していく、つまりコミュニティの負担ないし責務の強調という方向に行き着かざるを得ないと考えられる。

　本章では、国民医療費抑制とも一脈通じる、疾病予防・健康増進運動の持続性確保という要請からくる「分権」、すなわち「自治」ないし「参加」的側面、およびそれを制度化する「タムボン健康基金」の機能を検討する[1]。後に述べるように、「タムボン健康基金」は、①純粋な意味での医療の範疇からは外れる、一般的な意味でのプライマリ・ヘルスケア（PHC）や疾病予防・健康増進と、②いわゆる「コミュニティ・ケア」という 2 つの要素で構成されていると理解できる。さらに国民健康保障事務局（NHSO）が推進する「ナワッタガム

(改良)運動」の先駆的実践例について考察したうえで、最後に「統制」と「分権」の媒介項としての保健所の役割を検討する。「ナワッタガム(改良)運動」については、その多様な事例群を相互比較し、高齢化社会[2]に向けた伝統的共同体の再構築のプロセスの描出につなげることが今後の課題となってこよう。なお、あらかじめ確認しておくが、未成熟なタイの地方政治・行政の実情に応じて、地域医療・福祉改革は過渡的な措置として「管理された分権化」を志向しているのが現状である。

　以上のような視点に立って、本章は近年のタイのコミュニティ・レベルにおける医療・福祉とりわけコミュニティ・ケアに関する具体的な取り組み、実践を明らかにすることを主たる目的とする。議論を進めるにあたって、本章は以下の主張を大前提としている。すなわち、「福祉社会」の具体的表現としてのコミュニティ・ケアについては30バーツ医療制度の枠組みのなかで論じる必要があるという点である。国民医療費削減を隠れた背景とする在宅福祉重視の傾向は、いまや経済発展段階を問わず世界共通の流れとはなっているものの、かといって殊に重症化しやすい高齢者の場合、全く病院治療と切り離して論じるわけにはいかない。実際、タイの30バーツ医療制度は単なる医療保障制度として一般に理解されがちであるが、実をいうと福祉サービスをもその射程に入れており(医療と福祉の統合)、これはイギリスにおいて「NHS＆コミュニティ・ケア法」という形で両者が統合的に理解されているのと原理的には同じである。さらに30バーツ医療制度は両者のシームレス化、すなわち「中間ケア(intermediate care)」[3]の議論も視野に入れた制度設計を志向している。また後述するように、組織的にも財政的にも肥大化した国民健康保障事務局が地域における医療と福祉の統合を志向するなかで独自の福祉政策を展開し、他方で、福祉政策の所管官庁であると一般的に理解されている社会開発・人間の安全保障省の福祉政策が事実上行き詰ってきているというのが私見であり[4]、実際、同省所掌の老人介護ボランティア事業等は30バーツ医療制度の枠組みから独立して存在できなくなってきている。

　イギリスでは一般的に、コミュニティ・ケアは老齢、精神病、心身障害などによる問題を抱えたものが、自宅またはコミュニティのなかの家庭的な施

第 7 章 「30 バーツ医療制度」下における地域医療・福祉改革

設で、できる限り独立的に通常の生活をするために必要なサービスや援助を行うことであると理解されている[5]。30 バーツ医療制度の理念形成において重要な役割を果たしたプラウェート・ワシー医師は、「見捨てない社会(sangkhom mai thot thing kan)」の理念のもとに、地域による独居高齢者、障害者、エイズ患者等の支援が必要であるとし、まずは「コミュニティ内予防的サービス(PP Community)」をこれに活用すべきとの見解を示しており(*Phuchatkan*, Feb.22, 2007)、その対象に関してイギリスのコミュニティ・ケア概念とほぼ近似した見解をとっている。さらにプラウェートのコミュニティ論を整理すると、彼のコミュニティは宗教を基底とする一体性、強靭性に支えられており、そのなかで学校、病院、ボランティア組織といった機能的組織がネットワーク的に福祉を志向して活動するという思考法をとっている(Prawet 2006)。これは、コミュニティや一般住民が関与しない施設中心的なケアすなわち care in the community ではなく、コミュニティで活動する組織のネットワークによる care by the community として読み替えることができる。後述するように、30 バーツ医療制度の根拠法である 2002 年国民健康保障法は、コミュニティ組織や NPO による「タムボン健康基金」の運営管理を支援することを謳っており、コミュニティ・ケアを機能させるための装置としてのこれらの組織の役割を重視している。

第 1 節　非制度的「健康基金」の起源と成長

　30 バーツ医療制度導入から約 4 年後の 2006 年 2 月に、住民が設立した非制度的健康基金(kong thun sukkhaphap)をベースに、これに政府部門の基金である国民健康保障事務局の財政支援と地方自治体の分担金を加えて、コミュニティ・レベルにおける参加型の持続的な健康保険制度を構築するための規定が設けられ、正式に「タムボン健康基金」の設置が可能となった。しかし実は、健康増進・疾病予防やコミュニティ・ケアにおいてコミュニティ・レベルのボランタリーなファンドを活用する試みは、以下に挙げるように 30 バーツ医療制度導入以前の 1970 年代からすでに各地で行われていた。こう

表7-1 NHSOが選定した「タムボン健康基金」モデル事業

基金名称	所在地
貯蓄信用グループ	トラート県カオサミン郡タムボン・ターソーム
1日1バーツ基金	ソンクラー県チャナ郡タムボン・ナムカーオ
1日1バーツ・コミュニティ福祉基金	ラムパーン県トゥーン郡
村落銀行真心センター・ネットワーク	パヤオ県ドークカムタイ郡タムボン・バーンピン
健康基金	ペッチャブーン県ロムサック郡タムボン・ブンクラー
健康基金	ヤソートーン県パーティウ郡タムボン・シーターン
健康基金	サムットソンクラーム県アムパワー郡タムボン・プラーイポーンパーン
健康基金	クラビー県アーオルック郡タムボン・クローンヒン
健康基金	ペッブリー県ムアン郡タムボン・バーンモー

（出所）　NHSO (2006: 18-19)

した自生的な仕組みを、国民健康保障事務局がマッチング・ファンド方式の形態で制度化しようとしているとみたほうが正確かもしれない。

現在、「1日1バーツ基金 (kong thun wan la bat)」とも呼ばれている非制度的基金は、ソンクラー県チャナ郡のバーンナムカーオ小学校長であったチョップ・ヨートゲーオが1978年に小学生を対象に始めた貯蓄基金を起源とする。チョップは、勤務先の小学生に1日1バーツを節約させ、これをファンドにして給食や校内菜園の維持と産品の販売に活用しようと考えたのであった。さらにチョップは、農業・協同組合省、保健省、内務省、教育省を巻き込みながら、1982年にこの仕組みを貯蓄組合としてコミュニティ全体に応用することとしたのである。基金は、規則のもとで生業・教育向け融資や医療・福祉に活用された (Supphathon and Montha 2004)。

こうした「1日1バーツ基金」活用の試みは、80年代、90年代にタイの各地で応用されていった。たとえばルーイ県のダーンサーイ郡の例がある。一般的にコミュニティ病院レベルでは予算的な理由から理学療法士が配置されない。その一方で、高齢化が進行するなかで、深刻な疾患はないものの、膝関節炎や腰痛など、運動機能の衰えによる生活障害に陥るケースが増加している。そこでプライマリ・レベルで高齢者の運動機能を回復するための新た

第7章 「30バーツ医療制度」下における地域医療・福祉改革

な仕組みが出てきている。たとえば、ルーイ県ダーンサーイ郡にあるソムデット・プラユッパラート・ダーンサーイ病院のパクディー・スープヌガーン院長は、1997年に郡内各村に対し1人1か月1バーツの出資を求め、それを元手に基金を設立、月額8,000バーツの予算で理学療法士を雇用した。こうして同病院内にできた運動機能回復医療クリニック（Khlinik wetchakam fuenfu）は、タイ方薬を用いた伝統式マッサージなども併用した運動機能回復療法を実践している。

次に、表7－1に示すように、「タムボン健康基金」設立に関する規定が正式にできる以前に、国民健康保障事務局が健康基金モデル事業として選定した事例が9件あるが、このうち代表的なものを紹介しておこう。

(1) ペッチャブーン県ロムサック郡の事例

ペッチャブーン県ロムサック郡では、2001年に在宅医療を基盤とした「タムボン病院はロムサック住民の夢、2バーツを水汲みに入れてタムボン病院の夢を実現しよう（Rongphayaban tambon khwam fan khong chao Lom Sak 2 bat ruam long khan sang fan rongphayaban tambon）」というプロジェクトを立ち上げた。住民から1人月額2バーツの出資金を集め、さらにタムボン自治体、および30バーツ医療制度に参加する1次医療契約ユニット（CUP）からの拠出金を加えて「健康基金」を設立、集まった400万バーツを住民参加の基金運営委員会が管理することとした。この基金を元に、保健所を「タムボン病院」に格上げするとともに、さらには健康保健チームへの資金援助や郡内の看護学や保健衛生学を志望する地元学生に対する奨学金（看護学23人分、歯科衛生学2人分、保健衛生学1人分）として活用した。2005年にはこの奨学金を受けた最初の学生が帰ってきて実務に就いている（NHSO, *Khao Den*, Sep.16, 2004）。

(2) ヤソートーン県パーティウ郡シーターン地区の事例

例えば、同県のシーターン地区では、タムボン自治体と県保健事務所の協力を得ながら、住民1人当たり月2バーツを徴収する「2バーツを水汲みへ

プロジェクト(Khrongkan song bat ruam long khan)」を立ち上げ、「シーターン地区病院基金(Kong thun rongphayaban srithan)」を設立した。健康増進、疾病予防、運動機能回復などに活用されている。一方、同県では医師の定着率が悪く、慢性的な医師不足に陥っており、2001年における医師1人当たりに対する人口は11,323人、2003年のそれは7,186人であった。そこで考案されたのが「1郡1奨学金(Nueng amphoe nueng thun)」計画である。具体的には、県自治体が6,000万バーツを計上し、コンケン大学医学部や保健省と連携をとりながら、2006年から2010年までの5年間に年9人の割合で奨学金を給付して医師不足の解消につなげようというものである(NHSO, *Khao Den,* Dec. 2, 2005)。

(3) トラート県カオサミン郡ターソーム地区の事例

トラート県のターソーム地区では寺院を運動の核としながら、すでに貯蓄組合ができていた。さらに国民健康保障事務局、行政、住民の拠出による健康基金が設立され、健康保険行政における新たな仕組みとして注目されている(NHSO, *Khao Den,* Apr. 6, 2006)。すなわち、2006年年初に行政、住民代表、県保健事務所の間でタムボン・レベルにおける持続的な保健医療の枠組みが話し合われた。具体的には、県保健事務所が30万バーツ、タムボン自治体が40万バーツ、住民が1人60バーツを拠出、さらに国民健康保障事務局が一部を補助して「ターソーム地区健康増進戦略計画」が策定され、そのなかで、国民健康保障事務局が1人当たり100バーツ、タムボン自治体が1人当たり100バーツ、住民が1人100バーツ以内を拠出して健康基金を設立することとなった。まず住民のニーズを調査したうえで、この基金を、健康増進、疾病予防、貧困患者の疾病治療、慢性疾患(rok ruea rang)患者の治療、身体障害者支援に活用することとなった。さらに、住民福祉のために「1日1バーツ福祉基金(Kong thun sawatdikan wan la nueng bat)」も併せて設立することとなった。

この健康基金は、先のチョップ・ヨートゲーオの支持者でもあるパイローム寺住職のスビンパニートー師およびターソーム地区僧団長のウィモンソー

第7章 「30バーツ医療制度」下における地域医療・福祉改革

マナン師の指導の下に結成された貯蓄グループを母体としている。2003年1月に設立されたこのグループのメンバーは2,525人で地区全体の62％に相当し、集まった資金は生業を営むための融資などに利用されるほか、入院時の出費を軽減するための支援金としても活用された。ターソーム地区における伝統的な資源である寺院、さらにこれを基盤とした貯蓄グループといった「社会関係資本（thun thang sangkhom）」の存在が健康基金の設立につながったのである。

　タイの30バーツ医療制度は、制度的にはイギリスの税方式を採用した「包括的ケア・システム（Comprehensive Care System）」と同じである。しかしながら、所得的に安定し階層的に厚みのある中産階層に高額の所得税率をかけるヨーロッパの福祉国家と、福祉国家的な試みを始めたばかりのタイを同列に語るわけにはいかない。極めて単純化していうと、タイの30バーツ医療制度は福祉国家的制度ではあるが、一方で自助主義的要素を補完させている点に特徴があるといえる。しかしその自助を個人に帰するのではなく、コミュニティに帰するところがさらなる特徴である。すなわち、フォーマルな制度つまり30バーツ医療制度の財政的限界をあらかじめ見通して、インフォーマルなコミュニティの自助能力の育成も同時に図っているのである。さらに、インフォーマルなものには家族も入ってくるかもしれない。

　30バーツ医療制度の核心は、一見して1次・2次医療サービスの強化であるようにみえる。確かにそうであるが、実はその先があって、制度を福祉社会ないし「コミュニティの強化」に水路付けようとする意図が働いている点がさらなる核心であるといえよう。

第2節　地域医療・福祉改革における「分権」的志向

① 「タムボン健康基金」の機能——第1次予防と第3次予防

　次に、当初の非制度的健康基金を土台に制度化された「タムボン健康基金」についてみていくことにしよう。

　30バーツ医療制度の根拠法である「2002年国民健康保障法」第47条は、同

制度におけるコミュニティ成員の参加を促すための支援的環境づくりを謳っている。これは、「自己の健康を規定する要因について、これを自らよりよくコントロールできるようにしていくこと」[6]が必要であるというWHOの「ヘルス・プロモーション」（そのタイ語訳はsang soem sukkhaphapである）の概念に通じるものであるし、直接的には治療から予防へという国民医療費対策の要請からくるものでもある。なお、ここでいう予防は、厳密にいえば後述する第1次予防と第3次予防のことである。こうした支援的環境の整備にあたっては、①財源の確保と②抽象的理念を具体化する制度が必要となる。このうち、前者については前章で述べた。他方、後者について、NHSOは「タムボン健康基金（Kongthun lakprakan sukkhaphap nai radap tambon）」を制度化している。筆者はこの基金の設置が、旧来の地域保健医療ネットワークの再構築における重要な契機になると考えている。

「2002年国民健康保障法」の第18条第9項は、コミュニティ組織（ongkon chumchon）、NGO（ongkon ekkachon）およびNPO（ongkon ekkachon thi mai mi watthuprasong phuea damnoenkan sawaeng ha phon kamrai）によるコミュニティ・レベルでの30バーツ医療制度予算の運営管理を支援することを謳っているが、これに基づき、NHSOは2006年6月に「タムボン健康基金」の運用に関する指針を制定し、タムボン自治体、コミュニティ組織、NPO等による同基金の共同管理・運営を支援し始めた。「タムボン健康基金」は、2008年8月時点で75県の2,692のタムボンで設置済みである。したがって「タムボン健康基金」の設置率は、全国のタムボン総数の35％となる。政府の計画では、2008年から2009年の間にすべてのタムボンで健康基金を設置するものとしている（NHSO 2007c: 11）。なお、「タムボン健康基金」設置済みのタムボンについては、現在、資金が直接配分されているが、未設置のタムボンについてはPCUに配分され、その判断によって使途が決められている。

この「タムボン健康基金」の原資が、前章で触れた「コミュニティ内予防的サービス（PP Community）」予算である。その人頭割予算は国民1人当たり37.5バーツであり、総予算規模は23億7,000万バーツに及ぶ。重要なのは、この「コミュニティ内予防的サービス（PP Community）」予算にタムボン自治

第 7 章 「30 バーツ医療制度」下における地域医療・福祉改革

体の財政負担と住民の分担金が付加される制度設計になっている点である。言い換えれば、これは政府、自治体、住民の三者による「マッチング・ファンド」の一種といってもよいだろう。タムボン自治体の負担金については、自治体を3ランクに分けたうえで、NHSO 負担分すなわち「コミュニティ内予防的サービス（PP Community）」予算の配分総額の 50%、20% ないし 10% 相当額を負担する。予算の具体的な用途については、NHSO が定めるおおまかな指針の範囲内で、資金をプールする「タムボン健康基金」運営委員会が自由に決定することが可能である。

　NHSO は「タムボン健康基金」に関する指針として、①コミュニティ・レベルでの健康増進、疾病予防、運動機能回復といった活動を支援すること、あるいは②特に母子、高齢者、身体障害者、危険作業従事者、慢性疾患患者が、健康増進、疾病予防、運動機能回復といったサービスに浴することを支援すること、③住民参加を支援すること、などを挙げている（NHSO 2007c: 12）。これだけでは抽象的なので、より具体的なサービス項目を手掛かりに整理すると、第1に新生児、6歳から25歳までの青少年、25歳以上の成年の健康習慣の評価・改善と疾病予防、第2に障害者ないし要介護者への家庭訪問、リハビリ、および介護講習を含む家族への介護支援の2つに大別できる（NHSO 2007c: 25-26）。まとめると、「タムボン健康基金」は、①疾病予防・健康増進、すなわち疾病にならないことを目指すいわゆる第1次予防、②治療後における能力回復やリハビリといった、身体機能がそれ以上失われないことを目指すいわゆる第3次予防、という2つの要素で構成されていると理解でき、これらはいずれも在宅ないしコミュニティで行われるサービスである。これは、①純粋な意味での医療の範疇からは外れる、一般的な意味でのプライマリ・ヘルスケア（PHC）や疾病予防・健康増進と、②いわゆる「コミュニティ・ケア」という2つの要素で構成されていると読み替えることも可能である。医療機関における早期発見、早期治療、すなわちいわゆる第2次予防については、「タムボン健康基金」による事業の対象からは外れるが、これは、医療機関で実施されている既存のサービスと重複してはならないという規定があるからである[7]。

まず、各基金が活動を開始するにあたり、最初の手続きとして運営委員会の委員の選出と組織規定の制定を行うことになる。筆者は2007年7月、中部タイのアユタヤーおよびパトゥムターニー県内ですでに「タムボン健康基金」を施行済みのタムボンを複数調査したが、ここではパトゥムターニー県ムアン郡のタムボン・バーンクーワットの事例を挙げておく。まず、タムボン健康基金運営委員会の構成についてNHSOの規定は、タムボン自治体長が委員長を務め、委員はタムボン議会から選出の者2名、NHSOが指名した医療機関からの代表者1名、保健ボランティアの代表者2名、村落から選出された住民代表者1名、タムボン自治体助役1名からなる旨定めているが、身体障害者に対する在宅福祉サービスなど新規事業案件5件すべてを医療機関選出の代表者が発案していた[8]。当初は、委員に就任したPCU（保健所）の保健師[9]等がその専門性を背景に事業形成を先導することはごく自然なことである。このことは自治体および住民の意識を啓発して保健活動への理解と参加を促すとともに、保健医療分野における地方分権すなわちすでに順次行われつつある保健所の自治体への移管[10]を円滑化することにつながるのではないかと思われる。その意味で、「タムボン健康基金」を通じた中央からタムボンへの「コミュニティ内予防的サービス（PP Community）」予算の配分は、保健医療分野における地方自治を促す財政的インセンティヴとしての機能を果たしているとも読めるのである。

　次に住民の分担金が「マッチング・ファンド」としての「タムボン健康基金」の重要な要素として想定されている点についてである。筆者が調査したアユタヤー県およびパトゥムターニー県の事例もそうであるように、当初は中央からの「コミュニティ内予防的サービス（PP Community）」予算と自治体の財政負担の2本立てでとりあえずは出発するケースが多いが、漸次各自治体で住民の拠出金が加算されていくことになる。現在30バーツ医療制度は基本的に租税によって賄われているが、分担金の存在によってコミュニティ内保健医療事業における住民の当事者意識が育成されることが期待されるのである。住民の拠出金を基金に組み込んでいるケースはまだまだ少ないが、以下ではその先行事例を検討することで今後の展望とすることにしたい。

第 7 章 「30 バーツ医療制度」下における地域医療・福祉改革

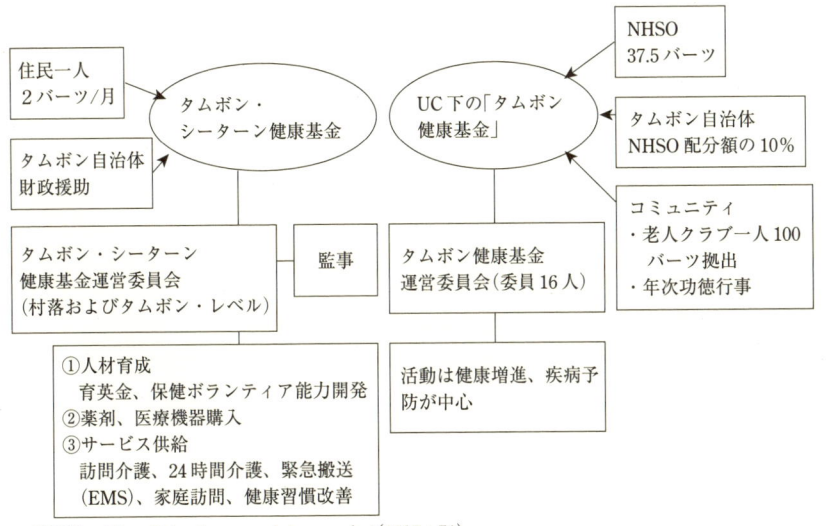

図 7-1 ヤソートーン県パーティウ郡タムボン・シーターンの健康基金

```
住民一人                                           NHSO
2バーツ/月 ─→ ┌タムボン・  ┐    ┌UC下の「タムボン┐ ←─ 37.5バーツ
              │シーターン健康基金│    │健康基金」    │
タムボン自治体 ─→└           ┘    └              ┘ ←─ タムボン自治体
財政援助                │        ↑                      NHSO配分額の10%
                       │        │
                       │        │              ←─ コミュニティ
                       │   監事 │                 ・老人クラブ一人100
                       │        │                   バーツ拠出
                       ↓        │                 ・年次功徳行事
┌タムボン・シーターン ┐      ┌タムボン健康基金┐
│健康基金運営委員会  │      │運営委員会(委員16人)│
│(村落およびタムボン・レベル)│      └────┬────┘
└──────┬──────┘                  │
           │                              ↓
           ↓                      ┌活動は健康増進、疾病予┐
┌①人材育成                      │防が中心            │
│  育英金、保健ボランティア能力開発│       └──────────┘
│②薬剤、医療機器購入          │
│③サービス供給                │
│  訪問介護、24時間介護、緊急搬送│
│  (EMS)、家庭訪問、健康習慣改善│
└──────────────────┘
```

（出所）　Munnithi satharanasuk haeng chat(2007：71)。

　1980 年代初頭の母子保健開発基金計画や 30 バーツ医療制度自体がそうであるように、タイの保健医療分野では、全国的な制度を構築するにあたって一部の地域を選定してパイロット・プロジェクト (khrongkan namrong) を試験的に実施するのが通例である。「タムボン健康基金」も例外ではない。先の**表 7-1** にあるように、NHSO は 2005 年に全国 9 か所のタムボン自治体を選定してパイロット・プロジェクトを実施しており、そのいずれのケースも住民の拠出金を基金に組み込んでいるモデル・ケースであるが、ここでは東北タイのヤソートーン県パーティウ郡タムボン・シーターン（人口 6,330 人）の事例をみておこう（**図 7-1** 参照）。図にあるように、シーターンの健康基金は 2 つの基金から成り立っている。うちタムボン・シーターン健康基金は「タムボン健康基金」の設置以前に存在していたもので、住民 1 人月額 2 バーツの出資金（年間総額 15 万 2,000 バーツ）、タムボン自治体の財政支援（年間 30 万バーツ）、県保健事務所の財政支援（年間 20 万バーツ）から構成される。一方、2006 年になって NHSO の「コミュニティ内予防的サービス（PP

161

Community)」予算の配分(37.5 バーツ × 6,330 人 = 23 万 7,375 バーツ)がなされるようになると、新たに「タムボン健康基金」が設置された。この基金には、タムボン自治体からの財政負担(23,737 バーツ)とともに、老人クラブからの寄付金および年次功徳行事で集まった喜捨が充当されている(Munnithi satharanasuk haeng chat 2007: 71)。

　筆者が調査したアユタヤー県およびパトゥムターニー県の事例もそうであったが、各自治体とも住民からの拠出の導入は必ずしも容易ではないと考えている。しかし、ヤソートーン県パーティウ郡タムボン・シーターンの事例から、いくつかの教訓を引き出すことができる。すなわち、今後各自治体で住民からの拠出を開始するにあたり、少なくとも3通りの手段、すなわち①少額の均等定額拠出、②特定の住民組織からの寄付金、③功徳行事を通じた資金調達、といった方法が存在するということである。①については他のパイロット・ケースでも導入されている方式であるが、拠出額は少額に抑えて誰でも払えるようにし、それでも支払い困難な場合は親族や近隣による立替が可能とするものである。③については、支払能力に応じて行う自発的な喜捨であり、宗教行事の体裁をとった社会保険(累進的拠出)の一種と考えることもできよう。所得を把握して拠出金に差をつけることは実務上無理であり、何よりも顔見知りの地域社会のまとまりを乱しかねない。したがって住民からの拠出にあたっては、タイの農村社会の現実に照らして上記3つの方法が適切であると考えられるのである。

② 30バーツ医療制度下における第1次予防、第3次予防のサービス供給形態

　「タムボン健康基金」を中核としながら、中央のNHSOは現在、タムボン・レベルの第1次予防、第3次予防におけるコミュニティの「参加」ないし「自治」を強化するための政策的インセンティヴを具体化させるとともに、その中間に位置する第2次予防との連携を図ろうとしている。この第1次予防、第3次予防のサービス供給体制について、NHSOは上から型にはめる政策的意図はなく、むしろ地域社会のニーズに応じた自発的な展開を奨励している。

第7章 「30バーツ医療制度」下における地域医療・福祉改革

タイの保健医療の世界ではこれを「ナワッタガム(改良)運動」[11]と称している。全国で展開されている「ナワッタガム運動」の全貌を知る資料はいまのところ NHSO 本体にはない[12]が、コミュニティ健康システム開発調査研究所 (Sathaban wichai lae phatthana rabop sukkhaphap chumchon) が NHSO の財政支援を得て実施している「PCU イノベーション事業」を通じて、地域における多様な展開を把握することが可能である。「PCU イノベーション事業」は、2007年時点で全国で 698 の申請がなされ 221 事業がすでに認可されており、同事業の事例群を通じて第1次予防、第3次予防におけるサービス供給体制の方向性を窺い知ることができよう。

結論的にいうと、①サービス供給における人的資源の面で保健ボランティア (asasamak satharanasuk munthan)[13] や老人介護ボランティア (asasamak dulae phu sung ayu)[14] が中核的な機能を果たし、婦人組織等住民組織、伝統医療師が補完的な位置を占めることが多いこと、②ハード面において寺院やコミュニティPHCセンター (sun satharanasuk munthan chumchon) といったコミュニティ内の既存施設が中間ケア施設[15]を代替するケースが出てきていること、などが指摘しうる。

まずサービス供給における人的資源のうちの保健ボランティアの機能についてである。1970年代末以降のプライマリ・ヘルスケアの時代にまで遡る保健ボランティアの制度は2007年に創設30周年を迎えたが、83万1,542人(2008年1月現在)の規模にまで成長している。保健省や NHSO はコミュニティにおける主要なアクターとして保健ボランティア、保健所、自治体の「3つのオー」[16]を掲げているが、地域保健医療に関する人的・組織的資源の現況はというと、政府の厳しい予算抑制策により、PCU(保健所)は健康診断や軽微な初期的治療といった第2次予防、および母子保健・学校保健等の従来的かつ限定的範囲での第1次予防で手一杯で[17]、とりわけ成人・高齢者といった新たなリスク人口における第1次予防・第3次予防にまでは到底手が回らず、そこで保健ボランティアが注目されるのである。保健省は現在、保健ボランティアに対して糖尿病、高血圧、心臓病、脳卒中、がんなどの疾病予防、すなわち第1次予防に関する知識とともに、高齢者や身体障害者に対

するリハビリ、すなわち第3次予防の知識・技術を普及させることを目的とした再教育プログラムを実施中であり、これを修めた保健ボランティアを順次「専門的保健ボランティア(asasamak satharanasuk munthan phu chiaochan)」に転換している(*Phuchatkan,* Jun 22, 2007)。「PCUイノベーション事業」でも、保健ボランティアの機能を見直し、疾病構造の変化すなわち生活習慣病や老人性疾患の増加に合わせた再学習がまずは必要であるとの認識を前提としてプロジェクトを組み、また地域固有の疾病リスク要因やリスク人口の把握、要介護高齢者や身体障害者の程度、所在などの基礎データ収集から始めているケースが多い。とりわけ北タイにおいては保健ボランティアによるサービス供給の先進的事例が多く、その際、婦人組織などの住民組織と連携することが多い。また、社会開発・人間の安全保障省の青少年・障害者・高齢者福祉支援保護事務局が育成してきた老人介護ボランティアについては、第3次予防の担い手としてNHSOも着目しており、NHSOの「予防的サービス(PP)」予算を用いて講習を実施するケースもある。

　現在、保健ボランティアによるサービス提供はまだまだボランティア的要素が強いが、将来的に本格的なサービス供給者として成長する可能性もある。前項でみた「タムボン健康基金」によるサービスないし事業は、委託契約を介して医療機関(nuai borikan)またはコミュニティ組織(ongkon chumchon)やNPOその他に外部化することが可能である(NHSO 2007c: 42-43)。したがって、たとえば保健ボランティアが、生活習慣病のリスク人口に対する保健指導(第1次予防)や、介護者がいない身体障害者や要介護高齢者向けのリハビリや介護事業(第3次予防)を請け負うことも制度上は可能なわけである。実際、政府は、生活習慣病患者や身体麻痺の要介護者1人について、月額30バーツの報酬で保健ボランティアに生活指導や介護を委託する計画(総額7億バーツ)を2008年初頭に発表しており(*Krungthep thurakit,* Feb. 26, 2008)、こうした方向に対する態勢は整いつつあるといえる。地域保健医療における保健ボランティアについては、「コミュニティへの住民参加はきわめて名目的で限定され、かえって保健省の官僚制度のなかに組み込まれた地方ボランティアたちはエリートとなって住民とのあいだに乖離を生み出す結果となっ

た」[18](田辺 2005: 12-13)とする見解がある。しかし、これまで官僚制の末端を担ってきた保健ボランティアが、契約行為を通じたサービス提供者に転化することになれば、コミュニティ内における一般住民との関係はサービス提供者対顧客の関係になるわけであり、いずれにせよ30バーツ医療制度の導入がコミュニティ内の人間関係を変化させるきっかけになることも予想されよう。

　このように、NHSOは第1次予防および第3次予防における住民参加を推進しているが、30バーツ医療制度の下で最も手薄な部分が、疾病の急性期におけるPCUないしコミュニティ病院への患者の搬送と、回復期におけるリハビリ、すなわち第2次予防と第3次予防の連携である。このことは、現在のタイ農村部において、これらのサービスを可能とする手段(救急車や搬送要員など)が希少であることに起因する。そこで、「PCUイノベーション事業」におけるボランティアを中核とした第2次予防と第3次予防の連携のモデル・ケースとして、全国的にみても高齢化が進行しているサムットソンクラーム県ムアン郡タムボン・ターイハートの高齢者支援計画を紹介しておく。表7-2はその高齢者支援類型を示したものである。なかでもボランティアによる救急チーム(SRT)の結成や、中間ケアとの関連で、病院治療から在宅治療に切り替わった高齢者に対する家庭訪問などが注目される。「PCUイノベーション事業」においてもボランティアがサービス供給の当事者として活動を行うケースは緒についたばかりだが、この事例は、保健医療に関わる人的資源が乏しいタイにおいて第2次予防と第3次予防を連携させるうえでの指針となりうるだろう。

　また、「PCUイノベーション事業」の実践例を整理すると、コミュニティに賦存する資源を最大限に活用しようとしていることが分かる。全国に3万3,902ある寺院や全国に6万余り存在するコミュニティPHCセンターがその重要な要素であるが、ここでは寺院を中心にみておこう。寺院の機能としては、①全人的ケア(holistic care)[19]の機能、②中間ケアの拠点としての機能があると考えられるが、この2つの機能の重視についてはすでに30バーツ医療制度内の共通認識となっている。まず①全人的ケアの機能については、

表7-2 サムットソンクラーム県ムアン郡タムボン・ターイハートの高齢者支援類型

高齢者支援の類型	支援内容
1. 健康な高齢者	1. 年1回の検診 2. 老人クラブ活動に加入・参加 3. 技能(料理、手芸など)の向上 4. 適度な運動 5. 栄養指導
2. 経過観察が必要な高齢者	1. 6か月検診、2か月ごとの生活習慣病(糖尿病、高血圧)チェック 2. 老人介護ボランティアによる家庭訪問
3. 身体機能障害を持つ高齢者(自力運動可能／要介護)	1. 老人介護ボランティアの救急チーム(SRT)を結成 2. 老人介護ボランティア向けの介護講習の実施 3. 病院治療から在宅治療に切り替わった高齢者に対する24時間以内の家庭訪問 4. 治療効果の追跡評価

(出所) Sathaban wichai lae phatthana rabop sukkhaphap chumchon(コミュニティ健康システム開発調査研究所)資料。

30バーツ医療制度の理念形成において重要な役割を果たしたプラウェート医師が、コンケン県ウボンラット郡における「ウボンラット郡僧侶会議(sapha song haeng amphoe ubonrat)」とコミュニティ病院との協働などを例に引きながら、全人的医療の重要性を説いているし(Prawet 2006: 27)、②中間ケアの拠点としての寺院については、NHSOが2006年以降、「コミュニティ内障害者機能回復センター(sun fuenfu samatthaphap khon phikan nai chumchon)」の設置を進めており、NHSO各地域支部に100万バーツの予算を付けて、その機能を果たしうる寺院やNPOの選定と支援に着手している。すでに述べたように、NHSOが実施する事業の一部については外部委託が認められているが、これにしたがって中間ケアを寺院に委託することも制度上は可能なわけである。「PCUイノベーション事業」では、チェンマイ県サンサーイ郡タムボン・ノーンハーンのフアイキアン寺の事例が示唆に富んでいる。フアイキアン寺は、保健省保健局健康促進事務局が2001年から認定している「健康推進寺(wat songsoem sukkhaphap)」の1つであるが、寺の一部を「コミュニティ内

第 7 章 「30 バーツ医療制度」下における地域医療・福祉改革

障害者機能回復センター」に改装し、午前は自宅から通ってくる障害者に対するリハビリを、午後は自力歩行が困難な障害者の自宅に住民ボランティアを派遣している。また医療機関からの医師、理学療法士、看護師がセンターにおいて定期的に訪問サービスを実施している。これも、第 2 次予防と第 3 次予防の連携を通じたケアの好例である。

3 「統制」と「分権」の媒介項としての PCU（保健所）

　第 6 章と本章で述べてきたことを要約すると以下のようになろう。すなわち、30 バーツ医療制度下の地域保健医療制度における垂直的ラインについては、①コミュニティ病院による PCU の「統制」および②人頭割予算を通じたサービスの総量および内容の「統制」を制度的梃子としながら、その外形的な骨格を NHSO がつくる一方で、タムボン内部における第 1 次予防（とりわけ成人・高齢者向け）と第 3 次予防については、財政面における「マッチング・ファンド」およびサービス供給面における住民「参加」ないし「自治」というかたちで、NHSO が自治体・住民に応分の負担を求めていると考えられる。

　一方、地域保健医療における個別の資源賦存状況ないし制約のもとでの第 1 次予防、第 2 次予防、第 3 次予防の全体的設計については、その専門性を背景に、実質的には PCU（保健所）職員が基本戦略を立てることになる。「PCU イノベーション事業」も大学で保健学や看護学を学んだ職員らが企画書を書いているケースがほとんどである[20]。規模の小さいタムボン自治体では保健担当部署がいまだ存在せず[21]、PCU（保健所）職員が地域保健医療におけるスペシャリスト的な役割とジェネラリスト的な役割の双方を担う状況がしばらく続くであろう。老人介護ボランティア事業が自治体事業として移管されつつあるが、将来的には PCU（保健所）自体も保健ボランティア事業と共に自治体に移管されることも考えられる。そのようなことを考えれば、PCU（保健所）職員のジェネラリスト的能力が今後さらに期待されるといえよう。

●注

1) こうした「タムボン健康基金」の議論に関連して補足しておくと、世界銀行では最近、ソーシャル・プロテクションの一環として「コミュニティを基盤とした医療保険(community-based health insurance: CBHI)」が盛んに注目されるようになってきているが、これらは広範囲な事例研究の積み重ねのうえに議論が成り立っているものの、タイのそれについてはまだ本格的に解明されていないのが現状である。CBHI については、Tabor(2005)などを参照。

2) マヒドン大学人口社会研究所の調査(2007年)によれば、60歳以上の高齢者680万人の7.4％にあたる50万人が独居老人である。また19％にあたる130万人が運動機能の低下により自立した生活ができない(*Post Today,* Apr.14, 2008)。なお、高齢者の健康に関する全国レベルの実態調査としては、保健省医療局老年医学研究所の調査研究がある(Sathaban wetchasat phu sung ayu 2006)。

3) 中間ケアとはイギリスを中心に使用されている概念である。中間ケアの広義の定義とは、「病院と家との間のスムーズな移行をデザインしたサービスの広いセットで、慢性病と末期の人々に病院ケアではない処遇をし、長期施設入所を予防するものである」。これに対し、中間ケアの狭義の定義とは、「病院から家へ、医療的依存から機能的自立への移行を促進するためにデザインされた一連のサービスで、ケアの目的は一次医療ではなく、患者の退院後の終着地が予測され、病状の回復(または維持)が望まれる」というものである(児島 2007: 105)。具体的には、不必要な病院・施設依存の回避と在宅での機能的自立を重視した、病院・施設と在宅の中間的なケアと位置付けられ、ケアの場は自宅ないしそれに近い環境である。タイでは、NHSO が「コミュニティ内障害者機能回復センター(sun fuenfu samatthaphap khon phikan nai chumchon)」などの中間ケア施設の建設を推進している(詳細は後述)。

4) タイには、2003年社会福祉供給促進法や2003年高齢者法が社会福祉サービスの供給促進を謳っており、社会開発・人間の安全保障省がその所管であると目されているが、入所施設建設・運営(日本でいう第1種社会福祉事業)、在宅福祉や福祉センター設置(第2種社会福祉事業)は極めて限定的である。むしろ近年においては、ナコーンラーチャシーマー特別市の事例のように、NHSO が自治体と組んで老人福祉センターを建設するなどその財政力を背景にして福祉領域に参入してきている。また、社会開発・人間の安全保障省の

第7章 「30バーツ医療制度」下における地域医療・福祉改革

　　施策はこれまで補助金給付が中心であったが、しかしこの補助金事業も最近自治体に移管されつつある。なお、1993年に支給開始の生活困窮高齢者に対する「老人生活扶助(bia yang chip phu sung ayu)」は、2006年に月額300バーツから500バーツに引き上げられ、2005年段階で528,530人が受給しているが、この事業運営はすでに自治体に移管されている。
5) あらかじめ断わっておくが、あくまでも30バーツ医療制度においてイギリス的な意味でのコミュニティ・ケアが理念モデルとして議論の出発点となっているという意味であり、社会的条件が異なるタイにそのまま適用できるわけではない。
6) 1986年のWHOオタワ憲章中のヘルス・プロモーションに関する規定である。
7) ただし医師や看護師の家庭訪問については例外的に認められている。
8) パトゥムターニー県ムアン郡タムボン・バーンクーワット健康基金運営委員会の2007年度第2回目会合(2007年4月11日)の議事録。
9) ここであらためて確認するが、保健所および保健所に駐在する保健師は、最終的には中央の保健省次官室によって管轄されている。
10) *Phuchatkan*(Nov.16, 2007)によれば、地方分権委員会はすでに35の保健所の自治体移管を承認し、さらにこのうち14か所は保健省が設定した分権化移行基準を満たしているという。
11) ナワッタガムとは英語のイノベーションに相当する言葉である。
12) 「タムボン健康基金」の包括的な実態調査については、タマサート大学経済学部のディレーク教授がNHSOから受託して行っているが、本書の脱稿段階ではまだこの報告書が公刊されていない。
13) 字義通りに訳せばプライマリ・ヘルスケア(PHC)・ボランティアとなるが、ここでは一般的な呼称である保健ボランティアを使用する。
14) 老人介護ボランティアは、もともと社会開発・人間の安全保障省の青少年・障害者・高齢者福祉支援保護事務局が推進する事業であるが、2003年から2004年にかけて8県で老人介護ボランティア事業を試験的に開始した。2005年11月には国家高齢者支援調整委員会がこれを全国に普及させる旨の決定をし、2005年にさらに15県、2006年にさらに48県の自治体(各県1モデル自治体)で試験的に実施された。1自治体当たり40人のボランティアを育成し、1人最低5人の要介護高齢者を担当することが目標とされた。現在、

老人介護ボランティアは約5,000人おり、全国95の自治体で30,340人の要介護高齢者を支援している。さらに国家高齢者委員会は2007年1月、同事業を地方自治体の管轄とし、政府、民間、住民と調整しながら運営させる旨の方針を閣議に提案する旨決めた。2007年4月の閣議はこの方針を承認するとともに、2013年までに全国7,778の自治体すべてに老人介護ボランティアを配置させる計画を決定した。事業立ち上げ後の2年間は中央政府が財政支援を行うが、その後は自治体の負担とすることとなった（2007年4月10日閣議資料、首相府）。なお、老人介護ボランティアは保健ボランティアを兼ねていることが多く、自治体に移管されつつある老人介護ボランティアは、財政的に潤沢なNHSOの枠組みに組み込まれようとしているとみられる。

15) なお、コミュニティPHCセンターとは、村落内に設置された保健ボランティアの詰め所のことである。プラテープ王女の発案により、保健省は2008年中にその呼び名を、保健所の旧名である「スックサーラー」に変更するとともに、各村落内の「専門的保健ボランティア」の活動の場としてこれを再評価しようとしている（*Matichon*, Aug.27, 2007）。

16) 3者のタイ語の頭文字をとってこう呼ばれている。

17) たとえば、第6章で触れたラーチャブリー県ポーターラーム郡タムボン・チャムレのノーンソーンホンPCU（保健所）の週間活動計画によると、月曜日は終日一般診療、火曜日の午前は母子保健、午後は家庭訪問、水曜日の午前は家族計画、午後は家庭訪問、木曜日の午前は一般診療、午後は家庭訪問、金曜日の午前は一般診療、午後は学校保健である（2007年7月24日、同PCUでの聞き取り）。

18) 本引用文における「地方ボランティア」は、保健ボランティアのことを指す。

19) 全人的ケアとは、患者の身体的苦痛の緩和のみならず、その心や社会環境・家族・経済状態を含む全てを理解し、生命の質の向上に寄与するためのケアである。なお、ケアにおける宗教（スピリチュアリティ）の役割を重視する立場としては、松林 他（2007）や、広井（2006: 234-241）などがある。

20) 企画書には、社会関係資本（thun thang sangkhom）や実践コミュニティといった高度な概念が頻繁に使用されている。

21) タムボン自治体はその歳入規模に応じて5つのランクに分類されるが、保健関連部署を設置できるのは1級タムボン自治体だけである。

第8章
「排除された多数者」のための社会保障の域内比較に向けて

はじめに

　最終章にあたる本章は、これまでの議論を、「排除された多数者」のための社会保障の東南アジア域内比較研究へと橋渡ししていくことを意図するものである。

　以下、「排除された多数者」のための社会保障を比較するうえでの枠組みとして、①社会保障に関わる「国家(サービス供給者としての)」、「コミュニティ内住民組織」、「家族」、「市場」といった4つのアクターの設定、およびその布置状況(portfolio of social security)の確認と、②これらを調整する国家の能力(調整者としての国家)、の組み合わせを第1節で提案したい。すなわち、東南アジアの高齢化社会における政府、コミュニティ内住民組織、家族、市場の間の機能分担について、その地域的多様性と動態を描き出すという作業が現在求められているといえるが、タイの場合、家族の機能が徐々に低下しつつあり、他方、市場による福祉供給がほとんど存在しないなかで、かりに「福祉社会」の主たる担い手としてコミュニティ内住民組織を重視するにしても、まだまだファイナンス面や組織運営における知識面で自立できる存在ではなく、とりわけ国家の様々な支援なしには存続しえないという現実が存在する。したがって、長期的にみれば国家の財政的再分配の機能やサービスの供給者としての機能が低下するにしても、「福祉社会」に向けた支援者ないしは調整者としての国家の機能が軽減することはないだろう。

　一方、「排除された多数者」のための社会保障については、こうした静態的

な理解だけでは不十分であり、加えて動態論的理解ないしステージ概念を導入し、かつそのステージごとにどのような供給メカニズムが適切であるかを検討することが不可欠であると思われる。これについては第2節で言及する。具体的な分析レベルでいうなら、住民のニーズを、「疾病予防・健康増進」、「治療」、「リハビリ・介護」、さらには「生活扶助」等の所得支援に領域化しつつ、各地域(国)固有の資源賦存状況の下で、4つのアクターがいかに機能分担していくかを見極めていく、という作業が今後必要になってくるといえよう。

第1節　「排除された多数者」のための社会保障
――構造的理解――

1　4つのアクター

　OECD 開発センターのシニア・エコノミストであるユッティング(Jütting, Johannes P.)は、発展途上国の社会保障すなわち「排除された多数者」を視野に入れた社会保障について、新制度論的アプローチを採用しつつ分析を加えている。彼は、社会保障サービスの提供者として、国家、市場、MBO(member-based organization)[1]、家計(private household)の4つを設定し(**図8-1**)、各々の欠点を指摘すると同時に、エヴァンスの「パブリック－プライベート・シナジー」ないし「政府－社会シナジー」を援用しながら(Evans 1996)、国家のみが社会保障の提供者と

図8-1　ユッティングによる社会保障の図式化

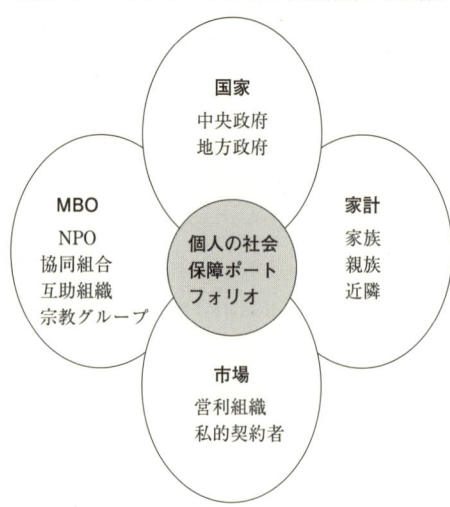

（国家：中央政府、地方政府／家計：家族、親族、近隣／市場：営利組織、私的契約者／MBO：NPO、協同組合、互助組織、宗教グループ／個人の社会保障ポートフォリオ）

(出所)　Jütting(2000: 9)。

第 8 章 「排除された多数者」のための社会保障の域内比較に向けて

なることを想定した 1970～80 年代の「西洋的な社会保障概念(the western concept of social security)」すなわち「ビスマルク/ベバリッジ型社会保障モデル(the Bismarckian/Beveridge model of social security)」を相対化すべきであることを主張している[2] (Jütting 2000: 3-24)。これは、第 1 章で触れたポスト福祉国家論ないし福祉社会論に通ずる考え方である。国家には中央政府と地方政府が、市場には企業や私的契約者が、MBO には NPO、協同組合、互助組織、宗教組織が、家計には家族、親族、近隣者が含まれる。

世界に存在する、いかなる社会保障にもカバーされない 20 億以上の人口を念頭に置くユッティングによれば、新制度論的視点からみた国家、市場、市民組織などの間の主たる差異は、協力とコンプライアンスを担保するためのインセンティヴ構造にあるという。すなわち、国家は法による統治と強制を背景とする規則に、市場は商業的圧力に依拠する。また、MBO は個別の利益、内輪の友好的関係、連帯を、家計は社会的規範・価値を紐帯として結びついている(Jütting 2000: 7)。この 4 つのアクターの布置状況に着目するならば、先進国では国家と市場が主流であるのに対して、発展途上国では MBO と家計が主流である。

このように発展途上国を視野に入れつつ伝統的な社会保障の相対化を試みているユッティングの姿勢は極めて示唆的である。しかし彼が社会保障サービスという場合、それは主にファイナンスを指しているのであり、それのみによる説明では十分ではない。たとえば生業維持のための金銭的支援であればファイナンスの面のみを注目すればよいのだが、とりわけ本書が主たる対象とする医療や福祉の場合、ファイナンスのみならず、サービスの供給という側面も視野に入れておく必要があろう。たとえば日本の介護保険の場合でいうと、ファイナンスは政府、サービス供給は市場や社会福祉法人によって担われているといった具合に、分けて考える必要がある。他方、第 6 章でみたように、タイの 30 バーツ医療制度(純粋に医療の部分)の場合、ファイナンスおよびサービス供給とも国家(政府)によって担われている。このように、社会保障のファイナンスとサービス供給をめぐっては、様々なヴァリエーションが存在するのである。したがって、本書ではユッティングの 4 つの社会

図8-2 社会保障(医療・福祉)の構造

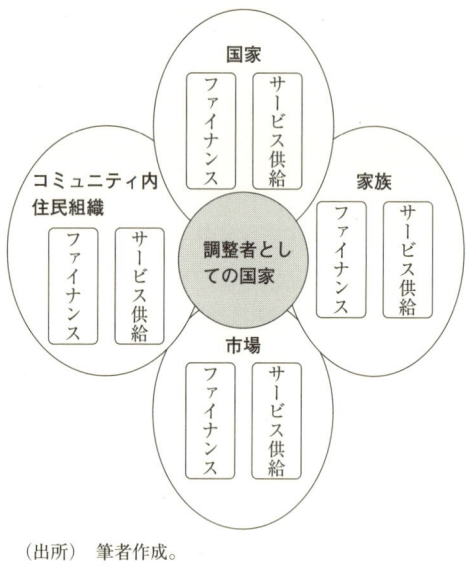

国家
 ファイナンス / サービス供給
コミュニティ内住民組織
 ファイナンス / サービス供給
家族
 ファイナンス / サービス供給
市場
 ファイナンス / サービス供給
調整者としての国家

(出所) 筆者作成。

保障のアクターを前提としつつ、これを国家、コミュニティ内住民組織、家族、市場と読み替えたうえで、さらにそれぞれをファイナンスとサービス供給という2つの部分に分けて考えることにしたい(図8-2)。

以下、タイにおけるこの4つのアクターの特徴について、前章まで述べてきたことを要約しつつ、また他の東南アジア諸国(とりわけフィリピン)との比較を念頭に置きつつ再確認していこう。

(1) 国家

まず、ファイナンス面でのアクターとしての国家が行うサービスとしては、社会保険、社会扶助、プロヴィデント・ファンドなどがあるが、「排除された多数者」がこの恩恵に浴するのは一般的に限定的であるといわれる(Jütting 2000: 10)。それでは東南アジアの場合はどうであろうか。フィリピンの場合は、民間被雇用者や自営業者対象の制度(SSS)と公務員対象の制度(GSIS)のうちの健康保険部分を統合し、さらにこれに貧困者対象のプログラムを付加して国民健康保険プログラム(NHIP)のもとに一本化するとともに、将来的には同一保険料・同一給付を志向しており、制度間におけるサービス水準の平準化という意味では東南アジアで最も進んだシステムを実現しつつある。一方、フィリピンの人口の25％にあたる最貧困層を対象とすることを目指した「大衆のための医療保障」は、保険料(人頭割予算支出)を基本的に中央政

第8章 「排除された多数者」のための社会保障の域内比較に向けて

府と地方政府が折半で負担して医療を保障するものであるが、しかしながら、実際には最貧困層の14.6％をカバーしているに過ぎず（野沢 2003: 47-48）、「国家」による「排除された多数者」のための社会保障という意味ではまだまだ未整備であるといわざるをえない。

これに対し、タイの場合は保険者が「公務員・国営企業労働者医療保障制度（CSMBS）」、「社会保障基金（SSS）」、「30バーツ医療制度（UC）」の3つに分立し、給付内容に大きな格差がある。制度間の平準化という意味ではフィリピンが進んでいるものの、健康保険のカバー率でみると、フィリピンが2002年初で48.1％であるのに対して、タイは96.5％とほぼ皆保険を達成している。他方、最貧困層のための医療保障でみると、フィリピンはその14.6％をカバーするに過ぎないのに対し、タイの場合はほぼ100％である。同時に、第6章でみたように、30バーツ医療制度では最貧困層が最も便益を得ている。したがってとりわけ「国家」による「排除された多数者」のための社会保障という意味では、タイの方が進んでいるといえよう。東南アジア諸国のなかで、タイやフィリピンは国家による社会保障が比較的進展しているものの、このように各々一長一短がある。

さらにタイの社会保障に関する国家のスタンスの変化を歴史的に考えるならば、あるいは経路依存性の議論を踏まえるならば以下のようになろう。すなわち、タイでは農村医師官僚が1980年代において「ベバリッジ型社会保障モデル」を志向していた。これを30バーツ医療制度として具体化し、1990年代末にタイ愛国党に提案したわけである。タイ愛国党政策チームはこれを基本的に了承したが、制度の持続性の観点から、当初は「ビスマルク型社会保障モデル」を構想していた。しかし2001年1月の総選挙を目前にして所属議員は、有権者に新たな出費を強いる、すなわち社会保険料を徴収するのでは選挙が戦えないとして、「ビスマルク型社会保障モデル」を拒否したのである。こうして結果的に「ベバリッジ型社会保障モデル」が採用されることとなったのである。

30バーツ医療制度をファイナンスの面から少し補足しておくと、人頭割予算制度（capitation）の結果として、そのツケ（つまり赤字）は国家ではなく医

図8-3 「30バーツ医療制度」のリスク分配構造

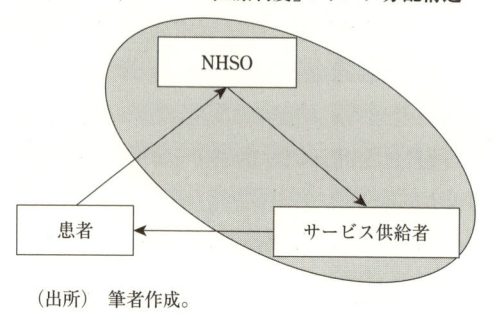

```
        NHSO
       ↗    ↘
   患者 ─── サービス供給者
```

(出所) 筆者作成。

療機関に回った。国民健康保障事務局からは登録人口分の一定額の予算しか下りてこないから、それ以上のサービスを行うと、医療機関の持ち出しとなってしまうのである。したがって、ファイナンスのリスクは国民健康保障事務局(正確には国民健康保障基金)のみならず、最終的には「サービス供給者」である医療機関も負担せざるをえない可能性が存在するのである(**図8-3**)。なお、この持ち出し分が果たしてどのくらいに達しているのかについて、国民健康保障事務局は明らかにしていないし、そもそもそのようなデータがまとまって存在しないのかもしれない。また、この持ち出し分を誰が最終的に負担するのかについてははっきりした答えが出ていない。

(2) コミュニティ内住民組織

東南アジアでは1980年代から、コミュニティ・ベースの健康基金の1つとして、ドイツ技術協力公社(GTZ)が「コミュニティを基盤とした医療保険(community-based health insurance: CBHI)」の導入を支援してきた。たとえばTabor(2005)にみるように、世界銀行でも近年、ソーシャル・プロテクションの一環として「コミュニティを基盤とした医療保険」が盛んに注目されるようになってきている。タイの場合、これは「健康カード計画」や「タムボン健康基金」の議論に関連してくるわけであるが、東南アジアではフィリピンの事例研究については進んでいるものの、タイのそれについてはまだ本格的に解明されていない。

タイのケースをみると、1980年代に保健省は「健康カード計画」を開始した。住民が一定額のカードを購入し、集まった資金をファンドとしながら持続的な医療サービス供給を保障しようというものであった。保健省は、ファ

ンドを村落レベルから郡ないし県レベルに拡充することによってファイナンスを安定化させ、将来的には任意の健康保険に発展させることが可能であると考え始めた。さらに政府も1986年に、「健康カード計画」を農村地域の70％までカバーさせることによって、同じく任意健康保険に発展させようとの立場を明確にした。当時の順調な経済成長によって農村部の所得が高まり、それによって住民の「健康カード」の購入意欲も必然的に高まるであろうとの予測から、この時点で政府はまだ財政を大々的に投入する意図はなかった。しかし実際には、「低所得者医療扶助制度」の拡充政策によって、住民の「健康カード」購入へのインセンティヴが低下し、結局「健康カード計画」の加入者は減少していった。ここにいたって保健省・政府は税を投入することで制度の温存を図ろうとしたのである。すなわち、1家族当たり年間500バーツを支払って購入する「健康カード」1枚に対し、政府が500バーツの予算を投入することになったのである。「健康カード計画」に関するここまでの一連の政策的変化をまとめると、もともと村落内の住民組織によって設立されたファンドに中央政府の予算が組み込まれ、コミュニティ内住民組織によるファイナンスと国家によるファイナンスが融合していったパターンをとったといえる。

　このように「健康カード計画」は、GTZという先進国（西ドイツ）の援助機関の支援によって外から移植されたものであったが、「ベバリッジ型社会保障モデル」を採用する30バーツ医療制度の導入により、「健康カード計画」は最終的に廃止され、加入者は同制度にそのまま移行した。

　他方、タイ国内を起源とする「1日1バーツ基金」モデルは、「国家」（および一部「家族」）によるファイナンスと、「コミュニティ内住民組織」によるサービス供給を基盤とする30バーツ医療制度の「タムボン健康基金」に、また「市場」レベルにおいては、次の「市場」の項で述べる、農業・農業協同組合銀行（BAAC）の貯蓄型保険「タウィースック基金」に受け継がれた。結果的に、タイ起源の「1日1バーツ基金」モデルが「健康カード計画」よりも普遍性を保持していることになるわけであり、まさに新制度論のいうように、制度をつくっても歴史的に形作られた諸関係と適合性を持たなければ持続しないとい

うことが確認されたのである。

　この30バーツ医療制度下の「タムボン健康基金」もコミュニティ・ベースの健康基金の一種であるので、ここで再確認しておこう。30バーツ医療制度は、国民医療費抑制とも一脈通じる、疾病予防・健康増進運動の持続性確保という要請からくる「分権」、つまり「自治」ないし「参加」的側面、およびそれを制度化する「タムボン健康基金」を内部に埋め込んでいる。すなわち、タムボン内部における第1次予防(成人・高齢者向け疾病予防、健康増進)と第3次予防(介護、リハビリ)について、ファイナンス面における「マッチング・ファンド」方式つまり「国家」(および一部「家族」)によるファイナンスと、サービス供給面における「コミュニティ内住民組織」の重視というかたちで、国民健康保障事務局が住民に応分の負担を求めているのである。なお、タイの農村部でNPOが「タムボン健康基金」のファイナンスやサービス供給に本格的に参入できるようになるまでにはまだ時間がかかるであろう。

(3)　市場

　タイでは30バーツ医療制度が導入されたことにより、それまで農村部において「低所得者医療扶助制度」や「健康カード計画」に参加していた者および無保険者が、「国家」が構築したこの制度に取り込まれることになった。農村部の住民すべてがこの制度の恩恵にあずかることができるという、いわば普遍的権利が保障されたのである。しかしそうしたなかにあって、前述の、理念としての「1日1バーツ基金」の仕組みは「市場」領域にも活用され、徐々に農村部で加入者を拡大している。すなわち農業・農業協同組合銀行(BAAC)[3]は、第7章で述べたチョップ・ヨートゲーオの「1日1バーツ基金」にヒントを得て、2007年に「タウィースック基金(Kongthun thawisuk)」計画を発足させた。農民に毎日一定額の節約を奨励し、これを貯蓄に回して老後に備えようというものであるが、1年間に一定額(1,200、6,000、1万2,000バーツ)を貯蓄すれば、同時に入院、傷害、死亡時の給付金も保障される貯蓄型保険であり、2008年2月現在で25万7,516人が加入している。もちろん、30バーツ医療制度のサービスでは不十分と考える農村部の比較的所得

第8章 「排除された多数者」のための社会保障の域内比較に向けて

の高い層が、この制度を選好していることが十分予想される。

(4) 家族

タイでは、30バーツ医療制度の導入により、とりわけ疾病治療時における金銭的リスクを個人（out of pocket）もしくは家族ではなく「国家」が引き受けることになった。他方、福祉サービス（リハビリ・介護）のファイナンスについては「国家」および一部「家族」が、また、そのサービス供給面については「コミュニティ内住民組織」が担当する仕組みが構築された。しかしながら、サービス供給面において「コミュニティ内住民組織」が主流に転換したことを意味するのではない。将来はともかく、現状においては低下しつつあるとはいえ、まだまだ「家族」の扶養機能が主流の位置を占めているのである（家族の場合、サービスは無償となる）。したがって、「国家」は家族制度の維持を支援する方策をも同時に採用している。すなわち、たとえば政府は「コミュニティ内家族開発センター（Sun phatthana khropkhrua nai chumchon）」を設置して、住民による「問題家族（klum khropkhrua mi panha）」（家族成員の扶養を怠るなど）の析出と管理を担当させようとしている。これは2002年の国家家族開発委員会で導入が決まったもので、2004年から2006年にかけて2,677か所、2007年に453か所のタムボンで設置済みである。「コミュニティ内家族開発センター」は委員会組織となっており、住民が互選で委員を決める。各タムボンが持つセンターの規定（kho bangkhap）によれば、「少年・未婚青年」、「正常家族（klum khropkhrua pakati）」、「問題家族」という3つの目標集団を設定し、家族の開発、家族問題の予防と解決を目指すとされる。

2 調整者としての国家

次に、第6章および第7章で述べたことを受けて、本書では発展途上国の社会保障（本書の場合は医療保障・福祉）における比較分析枠組として、「垂直的ガバナンス」と「水平的ガバナンス」を提唱したい。「垂直的ガバナンス」とは、中央政府からコミュニティにいたるまでの医療・福祉統治に関わるものであり、「水平的ガバナンス」とは、コミュニティ・レベルにおける医療・

福祉供給の多元化とその「レベル内」における調整に関わるものである。図8-2で、中心に「調整者」としての国家を置いたのは、この「垂直的ガバナンス」を強調するためである。この「垂直的ガバナンス」と「水平的ガバナンス」の組み合わせはちょうど、世界銀行のソーシャル・キャピタル・イニシアチヴ（SCI）が、パットナム（Putnam）らが協調行動の前提として描いている水平的な関係だけでなく、垂直的な関係つまり政府と住民との関係や法などのフォーマルな制度もソーシャル・キャピタルの範疇に取り込んだ（国際協力事業団国際協力総合研修所 2002: 12）のと同じ考え方である。

「垂直的ガバナンス」についていうと、フィリピンやインドネシアの場合は各レベルの地方政府に対し、それぞれ対応するサービス供給者（すなわち1次医療機関から3次医療機関）を単純に委譲するといった形態の地方分権を採用したことで、上下の統制（リファーラル）が崩れてしまった。これに対しタイの場合は、1990年代のイギリスの NHS を範としながら、内部（疑似）市場化、すなわち公的部門を購入者と供給者に分離するとともに、供給者側の内部に CUP を梃子とする上下統制のシステムを、またコミュニティに「タムボン健康基金」という官民協同の仕組みを埋め込むという形態の改革を採用した。

強調したいのは、とりわけ発展途上国の場合、「水平的ガバナンス」のみが注目されているが、国際機関がそこに物的・人的資本を投入してもなかなか効果が表れないのは、むしろ「垂直的ガバナンス」の欠如に起因することが少なくないということである。すなわち、最初から福祉「社会」的な先入観でもってアプローチすると、政府の役割を軽視することにつながりかねないということである。途上国においては、医療・福祉領域で地方分権化を推進するにしても、中央政府は一定の分配監視機能を維持すべきであることはすでに述べたとおりである。長期的にみれば国家の再分配機能が低下するにしても、現段階における国家の持つ、「福祉社会」に向けた「統制」的機能については事実をきちんと把握し、正当に評価しておく必要があろう。つまり「されど国家（政府）」ということである。

さらに、一般的に30バーツ医療制度は国家による医療供給の保障のため

の制度であると認識されているが、これは供給者としての国家にのみ着目するものであり、30バーツ医療制度の一面しかいい当てていない。それだけでは認識が不十分なのであって、実のところ、30バーツ医療制度は、国家、市場、コミュニティ内住民組織、家族という4つのアクターを構成要素とする社会保障(本書の場合は医療保障・福祉)全体のデザインおよび調整を意図する「制度」であるとみるべきなのである。言い換えれば、国家の持つ、4つのアクター間の制度的橋渡し(institutional bridge)の機能に着目せねばならないのである。

第2節 「排除された多数者」のための社会保障
―― ステージ概念の導入 ――

しかし、「排除された多数者」のための社会保障については、第1節で述べたようなスタティックな形態論的理解だけでは不十分である。とりわけ医療・福祉の場合、住民のニーズを動態的に捉える、すなわち「疾病予防・健康増進(第1次予防)」、「治療(第2次予防)」、「リハビリ・介護(第3次予防)」といった、段階的なニーズ把握が必要となってくるのである。こうした動態的理解を阻害している要因は、医療・福祉行政の縦割り体制であろう。タイの医療・福祉行政は、保健省、内務省、社会開発・人間の安全保障省によって分掌されており、医療・福祉行政の全体を俯瞰的に理解することが困難なのである。さらにユッティングの議論にみられるように、発展途上国の社会保障、すなわち「排除された多数者」のための社会保障の範囲を農民向けの融資、雇用保障、職業教育にまで拡張した場合、様々な労働関連官庁や政府系金融機関などの政策に着目する必要が出てくる。

このような視点に立って、「疾病予防・健康増進(第1次予防)」、「治療(第2次予防)」、「リハビリ・介護(第3次予防)」の各々の段階について、タイでどのような「サービス供給」と「ファイナンス」の仕組みが政策的に構想されているのかを図式化したのが図8-4である。以下、個別にみていくが、「疾病予防・健康増進(第1次予防)」と「リハビリ・介護(第3次予防)」について

図8-4 「排除された多数者」のための社会保障についてのステージ的理解(タイの事例)

	予防	治療(搬送)	治療	リハビリ、介護	老人等生活扶助
サービス供給	保健ボランティアや婦人組織などの**コミュニティ内住民組織**	**中央政府**が民間防災ボランティアにEMSの教育をほどこし救急隊(nuai ku chip)として編成	**中央政府**「1次医療契約ユニット(CUP)」を中核とする医療体制	保健ボランティア、老人介護ボランティア、婦人組織などの**コミュニティ内住民組織**	
ファイナンス	マッチング・ファンド(**中央政府、地方政府、家族**)としての「**タムボン健康基金**」	**中央政府** 30バーツ医療制度の「緊急医療サービス」予算	**中央政府** 30バーツ医療制度の「外来サービス」、「入院サービス」、「高額医療サービス」予算など	マッチング・ファンド(**中央政府、地方政府、家族**)としての「**タムボン健康基金**」	内務省地方行政局からの交付金(**中央政府**)を原資とし、運営は**地方政府**が実施

(出所)　筆者作成。

は、双方ともに「タムボン健康基金」が主体となるため、一括して言及することとする。また、「治療」については急性期の搬送の段階も含めることとした。さらに福祉部分については、高齢者等社会的弱者を対象とした「生活扶助」事業があり、これについては最後に触れる。

1　「治療」(急性期の搬送)

これまで、タイの農村部では当然のことながら救急車が普及していないので、急性期については自動車を所有している近隣者に依頼して無償ないし賃借りで病院まで搬送してもらうか、そのまま自宅で薬剤の服用による応急的措置をとるしかなかった。しかし、最近になって徐々にではあるが公的な仕組みが構築されつつある。急性期の搬送における「ファイナンス」については中央政府(国民健康保障事務局)が、「サービス供給」については有償のボランティアが担当している。ただし、その教育・育成については中央政府(国民健康保障事務局)が担当している。

すなわち、内務省防災災害救援局は2008年5月末時点で104万1,802人

第8章 「排除された多数者」のための社会保障の域内比較に向けて

の「民間防災ボランティア（asasamak pongkan phai fai phonlaruean: O.Po.Pho. Ro.）」を育成済みであるが、内務省は2005年11月、同局、地方行政局、国民健康保障事務局（NHSO）、保健省次官室の連携のもとに「1タムボン1救急隊（OTOS）」計画を立ち上げ、民間防災ボランティアの一部をこの救急医療用の救急隊として活用することとしたのである。内務省は各自治体に通達を出し、10名のボランティアからなる救急隊設置に向け講習を受けさせること、および救急搬送車1台を調達させることを義務付けるとともに[4]、これを国民健康保障事務局の「緊急医療サービス予算：EMS」（人頭割予算1人10バーツ、計4億6,000万バーツ）のもとで運用することとした。現在3,167の自治体で救急隊が設置されている。国民健康保障事務局の規定によれば、救命士は4段階に分かれる。初動救助（FR）、基礎救命（BLS1,2）、応用救命（ALS）である[5]。ただし、2008年3月7日に「救急医療法」が施行されているものの、公平に救急医療サービスが施されるかどうか、つまり選択的な救助になってしまうのではないかという懸念が残る。

2 「治療」

タイにおける「排除された多数者」のための医療について、ここであらためてその発展過程を跡付けておくと、「低所得者医療扶助制度（So.Po.Ro.）」が1975年に開始され、当初は病院担当者や村落指導層が低所得者に対して資力調査を実施したうえで、無償医療を提供するものであった。1994年には「低所得者医療扶助制度」が、いずれの社会保障スキームによってもカバーされない60歳以上の高齢者、12歳以下の子供、障害者、退役軍人、僧侶にまで拡大され、これらについては資力調査がなくなった。さらに2002年には、30バーツ医療制度の導入によって医療を受ける権利がすべてに平等に保障されることになり、コミュニティ・レベルの選択的な「医療扶助」から、国家レベルの普遍的な「医療保障」への転換がみられた。

現在の30バーツ医療制度下における「治療」ステージについては、「ファイナンス」に関して同制度の「外来サービス（OP）」、「入院サービス（IP）」、「高額医療サービス（HC）」などの予算、すなわち中央政府の予算が使用され、

「サービス供給」については、「1次医療契約ユニット(CUP)」を中核とする国立医療機関のネットワークが担当していることになる。近年、県別人頭割予算(「外来サービス(OP)」、「入院サービス(IP)」)の算定における年齢構成(高齢者の比重)の反映、「生活習慣病・高額医療管理プログラム」などが順次導入され、徐々に高齢者対策にシフトしてきている。

なお、30バーツ医療制度では、医療を受ける「個人の権利」の行使の増加(少なくとも短期的な)が顕著であるが、制度の結果として、そのツケ(つまり赤字)は政府ではなく医療機関に回ることになるので、次に述べるように、コミュニティ病院とコミュニティ内住民組織を含むコミュニティが一致して健康増進や予防を通じた医療費抑制運動に取り組まざるを得ない仕掛けになっているのである。

3 「疾病予防・健康増進」および「リハビリ・介護」

すでに述べたように、30バーツ医療制度は、「疾病予防・健康増進が治療に先立つ(sang nam som)」を理念として制度設計されている。この場合、急性期を脱したあとの病状や身体機能がそれ以上悪化しないようにするための「リハビリ・介護」も含んでいる。これは、近年のポスト福祉国家的状況をむかえている先進国にも共通してみられる考え方である。2002年に成立した「国民健康保障法」は、30バーツ医療制度のなかの「非治療」部分、すなわち「疾病予防・健康増進」および「リハビリ・介護」部分のファンドの「ファイナンス」と「サービス供給」について、これを自治体、コミュニティ組織等に委譲することに道を開いている。すなわち繰り返しになるが、マッチング・ファンド(中央政府、地方政府、家族がそれぞれ拠出)としての「タムボン健康基金」による「ファイナンス」と、保健ボランティアや婦人組織などの「コミュニティ内住民組織」による「サービス供給」を基盤にしながら「疾病予防・健康増進」および「リハビリ・介護」部分の制度は成り立っているのである。なお、「タムボン健康基金」の原資は、30バーツ医療制度における「予防的サービス(PP)」予算のなかの「コミュニティ内予防的サービス(PP Community)」予算である。「リハビリ・介護」については老人介護ボランティアが育成されている

が、この老人介護ボランティア事業については順次自治体に移管される予定である。

さらに第7章で述べたように、30バーツ医療制度は、「タムボン健康基金」の設置を通じて、医療費削減の要請からくる「健康増進・疾病予防」部分、および「リハビリ・介護」部分に「コミュニティの責務」を課している。ただし、その実施にあたっては様々な解決すべき障害が存在している。筆者が2007年7月に行ったラーチャブリー県ポーターラーム郡タムボン・タムセーンの保健所ほかでの聞き取りによれば、コミュニティ病院から下りてくる「コミュニティ内予防的サービス（PP community）予算」の配分が遅延傾向にある。コミュニティ病院の外来サービス支出の増加（持ち出し）の煽りであろうと考えられる。30バーツ医療制度全体でみると、2007年以降の人頭割予算の大幅引き上げは、「外来サービス（OP）」と「入院サービス（IP）」予算項目の急増によるものである。したがって、「疾病予防・健康増進が治療に先立つ（sang nam som）」という30バーツ医療制度の理念はいまのところ必ずしも効果を挙げていないとみられる。つまり「治療」が、コミュニティ内「予防」の呼び水となるはずの「コミュニティ内予防的サービス（PP community）予算」を圧迫するという構造的矛盾を内包しているといえるのである。

4 高齢者等を対象とする「生活扶助」

次に高齢者等村落内の社会的弱者を対象とする生活扶助について触れておこう。1993年に支給開始の生活困窮高齢者に対する「老人生活扶助（bia yang chip phu sung ayu）」事業（タムボンごとに受給定数あり）は、その運営がすでに自治体に移管されているが、資力調査は「ムーバーン人民救済センター（Sun songkhro ratsadon pracham muban）」が実施する。この「ムーバーン人民救済センター」は80年代末に導入が決まったが（1987年5月19日閣議決定）、ムーバーン指導層および住民からなる委員会が住民の資力調査をするという性格を持っている。「障害者生活扶助」や「エイズ患者生活扶助」受給の際の資力調査も行っている。

もともとこの「老人生活扶助」事業は、1993年3月3日の閣議決定で導入

が決まった「コミュニティ内高齢者・家族福祉支援基金計画」の一環であり、当初は内務省福祉局が管轄していた。これまで支給額は2回改訂されている。すなわち、最初は月額200バーツの終身支給であったが、97年の通貨危機による景気後退を受けて政府は1999年にこれを月額300バーツに引き上げ[6]、さらに2006年10月からは月額500バーツとなった(Krasuang mahatthai 2007: 26-27)。2007年における「老人生活扶助」受給者数は1,763,178人で、予算総額は105億7,900万バーツであり、高齢者人口に占める受給者の比率は25.02％であった。財務省経済財政事務局のワロータイ課長によれば、2020年に受給者は300万人、予算規模は178億バーツに達するとされた(*Matichon*, Feb. 27, 2007)。

「老人生活扶助」事業の原資は中央政府つまり内務省からの交付金であるが、運用面でみると2002年度に大きな制度変更が行われた。すなわち同事業の運営主体が自治体に移管されたのであり、これに伴い、内務省[7]はやや遅れて2005年に「地方自治体の生活扶助給付に関する内務省規則」を策定している。そのポイントは2つある。第1に運用手続きに関する新たな外形的標準を定めていること、そして第2に給付水準については自治体間に差ができるようになったことである。

まず、運用手続きに関する新たな外形的標準について。「ムーバーン人民救済センター(Sun songkhro ratsadon pracham muban)」が資力調査を経て受給候補者を選定する[8]が、ポイントはその調査結果を村落およびタムボン・レベルのプラチャーコムの討議にかけると同時に、その場で困窮度の順位付けを行うべき旨定められていることである(同規則第8項)。これは当初、村長が委員長を務める「ムーバーン人民救済センター」が候補者を直接自治体に上げていたが、資力調査を経ずして委員の身内が推薦されたり、選挙時の梃子入れにこの事業が利用されたことへの反省であった。しかし、2005年の同規則の導入にもかかわらず、プラチャーコムで名簿上位に位置付けられた者が給付対象にならなかったり、受給者の補充の際は本来的に名簿の次点者が繰り上がるはずがそうではなくなったりするケースなどがあり、プラチャーコムの意思の軽視を許す地方政治構造が強固に残っている。急速に拡大す

第8章 「排除された多数者」のための社会保障の域内比較に向けて

る「老人生活扶助」事業が、本来的にニーズの高いターゲット人口に到達せず、むしろ旧来的なパトロン・クライアント構造を強化する機能を果たしているとすれば問題であり、これがタイの社会保障制度の現実であるのかもしれない。もちろんプラチャーコムが機能している地域もある。

こうしたコミュニティ・レベルのセーフティネットについて、「国家」はその外形的標準の策定を通じて一定の役割を果たしているが、その一方で、前節の「家族」の部分で述べたように、「非健康者」、「問題家族」を増加させないための、コミュニティ内における住民相互管理(時として監視)のメカニズムへの期待がそこに埋め込まれている。現在、「排除された多数者」のための社会保障に関してコミュニティ・レベルで生起している様々な事象群を収集し、その地域的多様性を適切な分析枠組でもって比較・整理すべき段階にきているといえよう。

注

1) ユッティングは、ヴォランタリー組織、グラスルーツ組織、集合的行動組織、市民組織などではなく、MBOの用語を用いているが、これは、社会保障の供給を契機とする協力においてみられるインセンティヴの構造が、主として集団とメンバーおよびメンバー間の緊密な関係に依存している点を強調せんとしていることに起因する(Jütting 2000: 6)。

2) 具体的に、ユッティングは以下の3点を理由として挙げている。すなわち、①社会保障システムは、経路依存性を持ちながらインフォーマルないし伝統的なそれからフォーマルなそれへと発展することを自明なものとする、いわば発展段階論的な考え方はまちがいであり、多くの途上国ではこうした発展がみられないこと、②「インフォーマル」なものが必ずしも「伝統的」とは限らず、両者を区別するのが困難であること、③社会保障をして制度の形成に向かわしめるインセンティヴの構造がこれまで明確に意識されてこなかったこと、である(Jütting 2000: 6)。

3) 農業・農業協同組合銀行は、政策金融機関であり完全な意味での営利組織ではないが、農民が私的に融資契約を行う大規模組織金融であることから、ここでは「市場」に含めることとする。

4) Mo.Tho.0620/Wo.2754(Aug.11,2006)、Mo.Tho.0620.1/Wo.3986(Nov.28, 2005)、Mo.Tho.0620.1/Wo.175,176(Jan.17, 2006)。
5) 2007年度で「緊急医療サービス予算:EMS」の6割が救命士の報酬として自治体に配分されている。救急活動1回当たりの報酬は、FRで350バーツ、BLS1で750バーツ、BLS2で500バーツ、ALSで1,000バーツである。ALSは看護師資格が必要である(NHSO 2007a: 169-170)。
6) 1999および2000年度予算の「老人生活扶助」事業には、日本政府によるいわゆる「宮沢基金」の資金が充当されている(*Naeo na,* Sep. 22. 2007)。
7) 2002年のタクシン政権下で実施された省庁改革で、内務省福祉局は社会開発・人間の安全保障省に移管されたものの、予算規模が比較的大きい「老人生活扶助」事業は移管されることなく、そのまま内務省地方行政局に引き継がれた。
8) 「老人生活扶助」の受給要件は、60歳以上で年間収入が基準以下、身寄りがないことなどである。一般的に年間基準収入は2万バーツである。

あとがき

　2008年の日本タイ学会第10回研究大会で「コミュニティ・レベルにおける官製セーフティネットの理念とその運用について――高齢者に対する地域医療・福祉を中心として」と題する発表を行ったあと、友杉孝先生から、「コミュニティはその時々で作られる」という趣旨のコメントを頂いた。「30バーツ医療制度」という国家が作った「制度」のなかで、まさにコミュニティは作られ、新たな意味を付与されたといえよう。今や健康の自主管理という名の下、様々な仕組みがコミュニティの中に埋め込まれつつある。これについて筆者は、「福祉社会」に向けた「国家の橋渡し機能」と呼んだ。しかし、この「様々な仕組み」はあくまでも国家が定めた「外形標準」であり、住民は今後これを受容したり、アレンジしたり、あるいはこれに抵抗していくことだろう。この点からいうと、本書は「30バーツ医療制度」研究の前段部分、すなわち「制度」や「外形標準」について述べたものであり、後段部分、すなわち「主体」ないし住民の側からのリアクションについては今後の研究課題として残されていることになる。筆者に課せられたこの「30バーツ医療制度」研究の後段部分については、コミュニティ内の高齢者福祉の現場が具体的なフィールドとなることであろう。もちろん、「制度」から見えない部分で福祉が行われている可能性が多分にあるので、注意が必要である。

　さて、本書をまとめる上で様々な人々の影響を受け、またお世話になった。本書の冒頭で地域研究と社会福祉研究の融合の重要性を指摘したが、地域研究者としての「しつけ」を受けたのがアジア経済研究所である。現地語、現場主義を重視する同研究所では、1～2日遅れで届く現地新聞を出勤後すぐに読み、日誌をつけるのが日課であった。独特のインクのにおいのする新聞からインターネット版の新聞へと読む対象が少し変わったが、新聞を読んで日

誌をつけるという癖は今でも続いている。その癖が本書の一部に反映されているかもしれない。大学に移ってからは、日本タイ学会の活動を通じて赤木攻先生や北原淳先生のお世話になった。お2人からは学会事務局の仕事を通じて様々なことを学ばせていただいた。さらに、東アジアの市民社会に関する研究会の活動を通じて、また本書の執筆過程で田坂敏雄先生から様々な貴重なコメントを頂いた。先生から本研究の重要性を認めていただいたことが大きな励みとなっている。前後してしまったが、学生時代にお世話になった二宮哲雄先生や故松本通晴先生にもあらためて感謝申し上げたい。また、本書の編集過程で御茶の水書房の小堺章夫氏のお世話になった。記してお礼申し上げたい。最後に、富山にいる両親と、家庭にあって研究を支えてくれている妻にあらためて感謝したい。

2009年 初秋

河森　正人

初出一覧

第 1 章
　書き下ろし。

第 2 章
　タイ保健医療政策の展開と農村医師(モー・チョンナボット)官僚——健康システム改革における『人』、『組織』、『運動』『年報 タイ研究』6、2006 年の前半部分に大幅加筆。

第 3 章
　タイ保健医療政策の展開と農村医師(モー・チョンナボット)官僚——健康システム改革における『人』、『組織』、『運動』『年報 タイ研究』6、2006 年の後半部分に大幅加筆。

第 4 章
　タイにおける『30 バーツ医療制度』の政策決定過程——社会保障アジェンダをめぐる『対立』と『同盟』に関するアクター分析『大阪外国語大学論集』34、2006 年。

第 5 章
　タイにおける医療構造改革と 30 バーツ医療制度『アジア太平洋論叢』17、2007 年。

第 6 章
　いわゆる 30 バーツ医療制度下における地域保健医療制度改革——その『統制』的志向と『分権』的志向をめぐって『年報 タイ研究』8、2008 年の前半部分に大幅加筆。

第 7 章
　いわゆる 30 バーツ医療制度下における地域保健医療制度改革——その『統制』的志向と『分権』的志向をめぐって『年報 タイ研究』8、2008 年の後半部分に大幅加筆。

第8章
　書き下ろし。

引用文献

Ammar Siamwala and others (2001) *Kho sanoe rabop lak prakan sukkhaphap thuan na* (皆健康保障制度に関する提言), Nonthaburi: So.Wo.Ro.So..

Amphon Chindawatthana (2003) "Kan sang nayobai satharana phuea sukkhaphap (健康のための公共政策)" *Warasan kan songsoerm sukkhaphap lae anamai singwaetlom* (『健康と環境衛生支援雑誌』10-12月号所収), Nonthaburi: Krasuang satharanasuk.

Amphon Chindawatthana and Surani Phiphatrochanakamon (2003) *Phatthanakan thang nayobai khong kan sang lak prakan sukkhaphap thuanna nai prathet thai* (タイにおける皆健康保障構築に関する政策的展開), Nonthaburi: So.Wo.Ro.So..

青木昌彦・奥野正寛 (1996)『経済システムの比較制度分析』東京大学出版会。

新田目夏実 (2006)「アジアの高齢化と日本の地域福祉」『アジア研究』52(2)。

Banthon Ondam (2002) *Botbat khong ongkon phatthana ekkachon nai kan patirup rabop sukkhaphap* (保健医療改革における NGO の役割), Nonthaburi: So.Wo.Ro.So.

Carrin, Guy and Chris James (2005) "Social Health Insurance: Key Factors Affecting the Transition Towards Universal Coverage", *International Social Security Review*, 58(1).

Chalermpol Chamchan (2007) "Impacts and constraints of universal coverage in Thailand's public health –a survey study in the northeast region",『東南アジア研究』45(2).

Chatwaran Ongkhasin (2004) *Phanthakit So.Wo.Ro.So. nai kan top sanong pao prasong nai anakhot pho.so.2548-2552* (2005〜2009年の目標に向けた保健システム研究所のミッション), Nonthaburi: So.Wo.Ro.So.

Chee Heng Leng and Simon Barraclough (2007) "Introduction: The transformation of health care in Malaysia", in Chee Heng Leng and Simon Barraclough (eds.), *Health Care in Malaysia: The dynamics of provision, financing and access*, Oxon: Routledge.

Chuchai Supphawong ed.(2001) *Thit thang kankrachai amnat dan sukkhaphap nai 10pi khang na pho.so.2544-2553*(健康分野における地方分権の方向性：2001 年-2010 年), Nonthaburi: So.Pho.Ko.So.

Cohen, P.(1989) "The politics of primary health care in Thailand, with special reference to non-government organizations" in P. Cohen and J. Purcal eds., *The Political Economy of Primary Health Care in Southeast Asia,* Canberra: Australian Development Studies Network.

Dror, David M., Alexander S. Preker and Melitta Jakab(2002) "The Role of Communities in Combating Social Exclusion" in Dror, David M. and Alexander S. Preker(eds.) (2002) *Social Reinsurance: A New Approach to Sustainable Community Health Finance,* World Bank/ILO.

Evans, Peter(1996) "Government Action, Social Capital and Development", *World Development,* 24(6).

フーコー, ミシェル(2000)「18 世紀における健康政策」『ミシェル・フーコー思考集成 6』筑摩書房。

藤村正之(2006)「現代日本の社会保障の歴史――集権的社会福祉と分立型社会保険の展開」、武川正吾、イ・ヘギョン編『福祉レジームの日韓比較――社会保障・ジェンダー・労働市場』東京大学出版会。

平野隆之(2005)「福祉社会開発学への挑戦――地域福祉研究の視点から――」日本福祉大学 COE 推進委員会編『福祉社会開発学の構築』ミネルヴァ書房。

広井良典(1999)『日本の社会保障』岩波新書。

広井良典(2003)「アジアの社会保障の概観――『アジア型福祉国家はあるか』――」広井良典・駒村康平編『アジアの社会保障』東京大学出版会。

広井良典・駒村康平編(2003)『アジアの社会保障』東京大学出版会。

広井良典(2006)『持続可能な福祉社会――「もうひとつの日本」の構想』ちくま新書。

広井良典(2007)「アジアにおける『持続可能な福祉社会』の構築――中国・日本・アジアと社会保障」広井良典・沈潔編著『中国の社会保障改革と日本――アジア福祉ネットワークの構築に向けて――』ミネルヴァ書房。

広井良典・沈潔編著(2007)『中国の社会保障改革と日本――アジア福祉ネットワークの構築に向けて――』ミネルヴァ書房。

一橋大学経済研究所経済制度研究センター編、寺西重郎責任編集(2003)『アジアのソーシャル・セーフティネット』勁草書房。

引用文献

穂坂光彦(2008)「理論と方法の枠組み」二木立代表編者『福祉社会開発学——理論・政策・実際』ミネルヴァ書房。

ILO(1984) *Introduction to Social Security*, Geneva: ILO.

岩崎育夫(1998)『アジアと市民社会——国家と社会の政治力学』アジア経済研究所。

神野直彦・澤井安勇編(2004)『ソーシャル・ガバナンス』東洋経済新報社。

Jütting, Johannes P. (2000) "Social security systems in low income countries: Concepts, constraints and the need for cooperation" *International Social Security Review*, 53(4).

株本千鶴(2005)「韓国における社会福祉の動向——政策・構想・研究——」『福祉社会学研究』2。

上村泰裕(2003)「東アジア福祉論の構図」上村泰裕・末廣昭編『東アジアの福祉システム構築』東京大学社会科学研究所。

上村泰裕(2004)「東アジアの福祉国家——その比較研究に向けて」大沢真理編『アジア諸国の福祉戦略』ミネルヴァ書房。

上村泰裕(2005)「福祉国家と市民社会の接点としての社会福祉——台湾とシンガポールの比較から——」宇佐見耕一編『新興工業国の社会福祉——最低生活保障と家族福祉』アジア経済研究所。

上村泰裕・末廣昭編(2003)『東アジアの福祉システム構築』東京大学社会科学研究所。

加藤榮一(2006)『現代資本主義と福祉国家』ミネルヴァ書房。

Khana kammathikan satharanasuk utthisapha(2000) *Rai-ngan rabop sukkhaphap prachachat: Kho sanoe kan patirup rabop sukkhaphap suep nueang chak ratthathammanun haeng ratcha-anachak thai pho.so.2540* (国民健康システム・レポート：1997年憲法に則った健康システム改革に関する提案), Bangkok: Utthisapha.

Khrongkan wichai ayutthaya and So.Wo.Ro.So.(発行年不詳) *Ongruam haeng satharanasuk* (統合的医療システム), Nonthaburi: So.Wo.Ro.So.

児島美都子(2007)『イギリスにおける中間ケア政策』学術出版会。

国際協力機構編(2003)『途上国のソーシャル・セーフティネットの確立に向けて』国際協力機構。

国際協力事業団国際協力総合研修所編(2002)『ソーシャル・キャピタルと国際協力——持続する成果を目指して(総論編)』国際協力事業団。

Komatra Chuengsatiansup(2004) *Deliberative Action: Civil Society and Health Systems*

Reform in Thailand, Nonthaburi: Health System Research Institute and Society and Health Institute.

河野真(2007)「東アジア福祉レジーム分析の現状――日韓比較の軸を中心に」『福祉社会学研究』4。

Krasuang mahatthai(2007)*Mattrathan kansongkhro phu sung ayu*(高齢者福祉の基準), Bangkok: Krasuang Mahatthai.

Krasuang satharanasuk(1982)*Anuson satharanasuk khrop rop 40 pi*(保健省40年史), Bangkok: Krasuang satharanasuk.

Krasuang satharanasuk(2001)*Kan satharanasuk thai 2542-2543*(タイの保健1999-2000年), Nonthaburi: Krasuang satharanasuk.

Krasuang satharanasuk(2006)*Kan satharanasuk thai 2544-2547*(タイの保健2001-2004年), Nonthaburi: Krasuang satharanasuk.

Krasuang satharanasuk(2008)*Kan satharanasuk thai 2548-2550*(タイの保健2005-2007年), Nonthaburi: Krasuang satharanasuk.

黒岩郁雄(1997)「地方分権化と援助事業の制度分析――取引費用アプローチ」佐藤寛編『援助の実施と現地行政』アジア経済研究所。

Lieberman, Samuel S., Joseph J. Capuno and Hoang Van Minh(2005) "Decentralizing Health: Lessons from Indonesia, the Philippines, and Vietnam" in The World Bank, *East Asia Decentralizes: Making Local Government Work,* Washington, D.C.: The World Bank.

松林公蔵 他(2007)「福祉ホーム入居高齢者の日常生活機能、うつとQOL―ミャンマーの宗教系ホームと日本の養護老人ホームにおける比較検討」『東南アジア研究』45(3)。

ミッジリイ、ジェームス、萩原康生訳(2003)『社会開発の福祉学――社会福祉の新たな挑戦』旬報社。

Munnithi satharanasuk haeng chat(2007)*1 pi 24 bat*(24バーツ事業の1年),Bangkok: Munnithi satharanasuk haeng chat.

NHSO(2004)*Khu mue lak prakan sukkhaphap haeng chat*(国民健康保障の手引き), Nonthaburi: NHSO.

NHSO(2006) *Phon kan damnoen ngan sang lak prakan sukkhaphap thuan na pi ngoppraman 2549 rop 6 duean: 1 tulakhom 48-31 minakhom 49*(2006年度6ヶ月-2005年10月1日から2006年3月31日までの30バーツ医療制度の成

果)、Nonthaburi: NHSO.

NHSO (2007a) *Khu mue lak prakan sukkhaphap haeng chat 2550* (国民健康保障の手引き 2007 年)、Nonthaburi: NHSO.

NHSO (2007b) *Sarup sara samkhan nawattakam sang lak prakan sukkhaphap samrap khon phikan* (ダイジェスト:身体障害者のための健康保障制度構築におけるイノベーション), *Change for the Better: from Charity to Security*, Nonthaburi: NHSO.

NHSO (2007c) *Khu mue rabop lak prakan sukkhaphap nai radap thongthin rue phuenthi* (地方ないし地域レベルにおける健康保障制度ハンドブック), Nonthaburi: NHSO.

NHSO (発行年不詳) *Khlinic chumchon op un* (温もりのあるコミュニティ・クリニック), Nonthaburi: NHSO.

日本福祉大学 COE 推進委員会編 (2005)『福祉社会開発学の構築』ミネルヴァ書房。

二木立代表編者 (2008)『福祉社会開発学——理論・政策・実際』ミネルヴァ書房。

野口定久 (2005)「東アジア諸国の福祉社会開発と地域コミュニティ再生——地域福祉と居住福祉の視点から——」日本福祉大学 COE 推進委員会編『福祉社会開発学の構築』ミネルヴァ書房。

野口定久 (2008a)『地域福祉論——政策・実践・技術の体系』ミネルヴァ書房。

野口定久 (2008b)「福祉社会開発概念の諸側面」二木立代表編者『福祉社会開発学——理論・政策・実際』ミネルヴァ書房。

野沢勝美 (2003)「フィリピンにおける SSN」国際協力機構編『途上国のソーシャル・セーフティネットの確立に向けて』国際協力機構。

NSO (1996) *1996 survey of health and welfare in Thailand*, Bangkok: Office of the Prime Minister.

大泉啓一郎 (2006)「東アジアの少子高齢化と持続的経済発展の課題——中国とタイを対象に」『アジア研究』第 52 巻第 2 号、66-78 ページ。

大泉啓一郎 (2007)『老いてゆくアジア——繁栄の構図が変わるとき』中公新書。

大泉啓一郎 (2008)「社会福祉制度改革——国家介入なき福祉戦略」玉田芳史・船津鶴代編『タイ政治・行政の変革 1991-2006 年』アジア経済研究所。

大沢真理編 (2004)『アジア諸国の福祉戦略』ミネルヴァ書房。

Osborne, D. and Gaebler, T. (1992) *Reinventing Government*, New York: Penguin Press.

大住荘一郎 (2002)「福祉財政における政府部門の役割」齊藤愼・山本栄一・一圓光彌

編『福祉財政論——福祉政策の課題と将来構想』有斐閣。

Parichat Siwaraksa (2002) *The Birth of the Thai Health Foundation,* Bangkok: Thai Health Promotion Fund.

Phongphisut Chongudomsuk (2004) *Kwa cha pen lak prakan sukkhaphap thuan na* (皆健康保険ができるまで), Nonthaburi: NHSO.

Phusit Prakhongsai, Viroj Tangcharoensathien and Kanjana Tisayatikom (2007) "Rawang khon chon kap khon ruai khrai dai rap prayot chak kan sang lak prakan sukkhaphap thuan na" (貧者と富者——30バーツ医療制度で誰が利益を得たのか), *Warasan wichakan satharanasuk* (『保健医療研究』), Nonthaburi: Krasuang satharanasuk.

Prawet Wasi (2003) *Kan patirup ngiap: kan patirup rabop sukkhaphap* (静かなる改革：健康システム改革), Nonthaburi: So.Po.Ro.So.

Prawet Wasi (2006) "Kan phatthana rabop sukkhaphap chumchon" (コミュニティ健康システムの開発), *Warasan rongphayaban chumchon* (雑誌『コミュニティ病院』) 8(1), Nonthaburi: MOPH (保健省次官室政策計画事務局).

Ron, Aviva, Brian Abel-Smith and Giovanni Tamburi (eds.) (1990) *Health insurance in developing countries: the social security approach,* Geneva: International Labour Office.

Saisiri Danwatthana (2006) "Rabop borikan satharanasuk radap amphoe, phuenthi yutthasat kan patirup (郡レベルの保健サービス・システム、改革の戦略拠点)", *Warasan rongphayaban chumchon* (雑誌『コミュニティ病院』), Nonthaburi: MOPH (保健省次官室政策計画事務局).

齊藤綾美 (2005)「ポスヤンドゥ活動の歴史的展開」吉原直樹編『アジア・メガシティと地域コミュニティの動態——ジャカルタのRT/RWを中心にして——』御茶の水書房。

Sa-nguan Nittayaramphong (2000) *Kan patirup rabop sukkhaphap nai prathet niusilaen* (ニュージーランドにおける健康システム改革), Bangkok: So.Wo.Ro.So.

Sa-nguan Nittayaramphong (2005) *Bon sen thang su lak prakan sukkhaphap thuan na* (国民皆健康保障への道程), Bangkok: Matichon.

Sa-nguan Nittayaramphong and others (2005) *Pum prawattisat mahidon phuea prachathipatai* (マヒドン民主化闘争史), Bangkok: Borisat ngandi chamkat.

Sa-nguan Nittayaramphong (2006a) *Rabop sukkhaphap nai thongthin: anakhot rabop*

引用文献

  sukkhaphap thai（地方における健康システム：タイの健康システムの将来），Nonthaburi: NHSO.
Sa-nguan Nittayaramphong (2006b) *Chak sethakit pho phiang su sukkhaphap pho phiang*（「足るを知る経済」から「足るを知る健康」へ），Nonthaburi: NHSO.
Sathaban wetchasat phu sung ayu（保健省医療局老年医学研究所）(2006) *Khrongkan wichai kan samuruat lae sueksa phawa sukkhaphap khong phu sung ayu 4 phak khong thai*（タイ国 4 地域の高齢者の健康に関する調査研究），Nonthaburi: Sathaban Wetchasat Phu Sung Ayu.
Segall, Malcolm (2003) "District health systems in the neoliberal world: a review of five key policy areas", *International Journal of Health Planning and Management,* 18.
世界銀行、海外経済協力基金開発問題研究会訳 (1997)『世界開発報告 1997 ――開発における国家の役割――』東洋経済新報社。
沈潔編著 (2007)『中華圏の高齢者福祉と介護――中国・香港・台湾』ミネルヴァ書房。
So.Pho.Ko.So. (2002) *Krachai amnat dan sukkhaphap su thongthin*（健康分野における地方分権），Nonthaburi: So.Pho.Ko.So.
So.Wo.Ro.So. (2004) *Rai-ngan sarup phon kan prachum wichakan 12 pi sathaban wichai rabop satharanasuk*（「保健システム研究所の 12 年」研究会議報告），Nonthaburi: So.Wo.Ro.So.
末廣昭 (2003)「タイの労働政策と社会保障制度――国民への拡充と制度化の試み」上村泰裕・末廣昭編『東アジアの福祉システム構築』東京大学社会科学研究所、165-182 ページ。
末廣昭編 (2006)『東アジアの福祉システムの行方――企業内福祉と国家の社会保障制度―論点の整理とデータ集』（平成 17 年度～平成 19 年度科学研究費補助金・基盤研究 (B) 研究成果報告書）。
菅谷広宣 (2003)「インドネシア・フィリピン・タイの社会保障」広井良典・駒村康平編『アジアの社会保障』東京大学出版会、第 7 章。
菅谷広宣 (2004)「東南アジアの社会保障――戦略はあるのか？――」大沢真理編『アジア諸国の福祉戦略』ミネルヴァ書房、183-220 ページ。
Supphathon Hasuwannakit and Montha In-uthai (2004) *Krabuankan phatthana lak prakan sangkhom baep mi suan ruam nai radap phuenthi changwat songkhla karani sueksa tambon namkhao amphoe chana changwat songkhla*（参加型の保険制度の発展プロセス、ソンクラー県チャナ郡タムボン・ナムカーオの事

例), Nonthaburi: NHSO.

Suphattra Sriwanitchakon and others eds. (2005a) *Tam pai du khon tham-ngan phi si yu chat borikan sukkhaphap* (PCU 従事者の健康サービス見聞録), Nonthaburi: ICHR (コミュニティ健康システム開発調査研究所).

Suphattra Sriwanitchakon and others eds. (2005b) *Borikan sukkhaphap pathom phum phai tai kan sang lak prakan sukkhaphap thuan na* (30 バーツ医療制度下における 1 次医療サービス), Nonthaburi: ICHR.

Tabor, Steven R. (2005) "Community-Based Health Insurance and Social Protection," *Social Protection Discussion Paper,* No. 0503, Washington, D.C.: World Bank.

武川正吾 (2006a)「比較福祉国家研究における日韓比較の意義」武川正吾、イ・ヘギョン編『福祉レジームの日韓比較――社会保障・ジェンダー・労働市場』東京大学出版会。

武川正吾 (2006b)「福祉社会のガバナンス――グローバルとローカル――」『福祉社会学研究』第 3 号。

田辺繁治 (2005)「コミュニティ再考――実践と統治の視点から」『社会人類学年報』31。

田辺繁治 (2006)「ケアの社会空間――北タイにおける HIV 感染者コミュニティ」西井涼子・田辺繁治編『社会空間の人類学』世界思想社。

Thienchai Kiranan (1988) *Setthasat sapphayakon manut: kan phatthana sukkhaphap anamai nai prathet thai* (人的資源の経済学：タイにおける保健発展), Bangkok: Sun nangsue haeng chulalongkon mahawitthayalai.

Thipphawan Losuwannarat, Santichai Intharaon, Chariya Bunyapraphat, Suk-yun Thepthong (2004) *Kan pramoen phanthakit samnak-ngan patirup rabop sukkhaphap haeng chat* (国民健康システム改革事務局のミッション評価), Nonthaburi: So.Wo.Ro.So.

Thirayut Bunmi (発行年不詳) *Bot wikhro wichan pho.ro.bo. sukkhaphap haeng chat* (国民健康法に関する考察), Nonthaburi: So.Wo.Ro.So.

宇佐見耕一編 (2003)『新興福祉国家論――アジアとラテンアメリカの比較研究』アジア経済研究所。

宇佐見耕一編 (2005)『新興工業国の社会福祉――最低生活保障と家族福祉』アジア経済研究所。

Van Ginneken, W. (1999) "Overcoming Social Exclusion" in W. van Ginneken (ed.), *Social Security for the Excluded Majority: Case Studies of Developing Countries,*

Geneva: ILO.

Viroj Tangcharoensathien, Siriwan Pitayarangsarit and Samrit Srithamrongsawat (2003) "Mapping Health Insurance in Thailand —— Directions for Reform" in Neil Soederlund ,Pedro Mendoza-Arana and Jane Goudge eds.(2003), *The New Public/Private Mix in Health : Exploring the Changing Landscape,* Geneva: Alliance for Health Policy and System Research.

Wichai Chokwiwat(2002) "Kan patirup rabop sukkhaphap khrang samkhan nai sangkhom thai rawang pi pho. so. 2431-2543" (1888年から2000年までのタイにおける重要保健医療制度改革), Komat Chuengsathiensap and Chatchai Muksong eds., *Phromdaen khwam ru prawatisat kan phaet lae satharanasuk thai*(タイ保健医療史研究のフロンティア), Nonthaburi: So.Wo.So.So.

Wiphut Phuncharoen, Somsak Chunharat, Suwit Wibunphonprasoet, Komatra Chuengsatiansup, Chirut Sriratanaban(2000) *Su kan patirup rabop sukkhaphap haeng chat*(国民健康システム改革に向けて), Nonthaburi: So.Wo.Ro.So.

Wirot na Ranong and Anchana na Ranong(2002) *Rai-ngan chabap sombun lem thi 3: rai-ngan wichai rueang kan tit tam pramoen phon kan damnoen khrongkan 30 bat raksa thuk rok khong krasuang satharanasuk*(最終レポート第3巻：保健省30バーツ医療制度評価研究報告), Bangkok: TDRI.

WHO(2000) *The World Health Report 2000: Health systems: Improving Performance,* Geneva: WHO.

World Bank(1987) *Financing Health Services in Developing Countries: An Agenda for Reform,* Washington D.C.: World Bank.

World Bank(1993) *World development report 1993. Investing in health,* New York: Oxford University Press.

余語トシヒロ(2005)「地域社会と開発の諸相——発展途上国における福祉社会形成への考察」日本福祉大学COE推進委員会編『福祉社会開発学の構築』ミネルヴァ書房。

Bangkok Post 紙。
Krungthep thurakit 紙。
Matichon 紙。
Nation 紙。

Phuchatkan 紙。

Post Today 紙。

NHSO, *Chotmai khao samnak-ngan lak prakan sukkhaphap haeng chat*(国民健康保障事務局ニューズ・レター).

NHSO, *Khao Den*(国民健康保障事務局重要ニュース).

索 引

あ

ILO　6
アジア開発銀行　92, 108
アジア通貨危機　107
アムポン・チンダーワッタナ　45, 70, 76
アメリカ型ヘルス・プロモーション　72
アユタヤー計画　56

い

医監　35, 133
1郡1奨学金　156
1次医療契約ユニット(CUP)　118, 129, 184
一時見舞金　131
1タムボン1救急隊(OTOS)　183
1日1バーツ基金　154, 177, 178
一般医療サービス　127
一般病院　84
EU　56, 90
医療機関内予防的サービス　138, 141
医療構造改革　106
医療サービスの制度間格差　110
医療と福祉の統合　119
医療の高度化推進路線　84
医療ハブ　117
医療・福祉行政の縦割り体制　181
医療を受ける権利　117, 151

う

ウィチャイ・チョークウィワット　37, 51, 93
ウィロート・タンチャルーンサティアン　89

え

エイズ患者生活扶助　185
エイベル - スミス　6
エスピン - アンデルセン　5, 9
NHS　16, 57, 137
NHS トラスト　137
NHS ＆ コミュニティ・ケア法　134, 152
NGO　158
NPO　158

か

外部化（サービスの）　164
皆保険　7
外来サービス（OP）　131
かかりつけ医療機関　61, 134
学生革命　35
家族　171
ガバナンス　13, 19
管理された分権化　152

き

基金・回転資金　149
喜捨　162
規制者　16
逆選択　57
急性期の搬送　183
供給者　16, 133
共産主義　39
行政機構改革　33
緊急医療サービス（EMS）　131, 183
近代医療　28

索 引

く

薬組合　36
薬基金　38
功徳行事　162
郡保健調整委員会　43

け

care by the community　153
care in the community　153
ゲートキーパー　57, 139
健康カード計画　41, 176
健康システム改革　31, 63
健康増進　31
健康増進基金事務局　19, 46
健康増進寺　166
健康のための公共政策　70
健康転換　31, 41, 47
健康分野地方分権支援開発事務局　45, 77, 97

こ

広域医療サービス　141
高額医療サービス（HC）　131
公共圏　72
構造変動　106
公務員・国営企業労働者医療保障　105, 110
構築が修理を導く　72
購入者　16, 133
高齢化　8
高齢化社会　152, 171
高齢者法　118
国民医療費　107
国民医療費抑制　128
国民皆健康保険　6

国民皆保険制度の実現のための市民ネットワーク　91
国民健康委員会　75
国民健康委員会事務局　19, 76
国民健康システム改革委員会　69
国民健康システム改革事務局　46, 69
国民健康システム憲章　76
国民健康法　67, 75
国民健康保障事務局　19, 46, 129
国家（サービス供給者としての）　171
国家医療　27
国家基本薬剤リスト　110, 129
国家の役割　16, 20, 28
国立病院の独立法人化　109
co-payment　151
コミュニティ　57
コミュニティ・ケア　119, 151
コミュニティ健康センター　135
コミュニティ内高齢者・家族福祉支援基金　186
コミュニティ内住民組織　171, 176
コミュニティ内障害者機能回復センター　166
コミュニティ内予防的サービス　138, 141, 158, 184, 185
コミュニティの強化　157
コミュニティの主流化　116
コミュニティ病院　30, 84
コミュニティ病院の二重機能　120
コミュニティ保健担当官　129
コミュニティを基盤とした医療保険　176

さ

在宅福祉　127, 152
サグアン・ニッタヤーラムポン　16, 18, 39, 43, 51, 87, 89, 93
サービス供給　174
サービス供給者　164
サービスの総量に対する統制　140
サービスの内容に対する統制　142

産業化　4
サームプラーン・グループ　40
サムルーン・イェーングラトーク　19, 39
参加　151
サーンスーム・スッカパープ　151
30バーツ医療制度　24, 128

し

事故・急患サービス(AE)　131
市場　171
施設治療　127
自治　151
自治体　55
社会関係資本　157
社会福祉学　8
社会福祉供給促進法　118
社会保険方式　93
社会セクター改革融資　109
社会保障　6
社会保障基金　16, 105
社会開発・人間の安全保障省　118
弱者滞留型　110
集団(コミュニティ)の責務　151
首相府予算局　87, 113
出産後ケア(PNC)　141
出産前ケア(ANC)　141
障害者生活扶助　185
植民地主義　29
資力調査　183, 185, 186
新制度論　17
人頭割配分　84, 87, 129, 137
人頭割予算　127, 140, 151, 175
身体障害者リハビリテーション予算　117

す

水準変動　106
垂直的ガバナンス　179
垂直的プログラム　141
水平的ガバナンス　179
スウィット・ウィブーンポンプラサート　18
スラポン・スープウォンリー　51, 93
スラユット政権　114

せ

生活習慣病　31, 107, 142
生活扶助　185
成果による統制（MbR）　139
政治家　83, 87, 142
制度　8, 181
制度主義　9
政府医療支出　107
政府の役割　180
税方式　129
西洋的な社会保障概念　173
世界銀行　16, 107, 168, 176, 180
セーフティネット　20
セーム・プリンプアンゲーオ　44, 47
全人的ケア　165
専門医療サービス　127
専門的保健ボランティア　164

そ

総額予算方式による診断群別分類　132
総合医　137, 139
組織　10
ソーシャル・キャピタル　180
ソーシャル・プロテクション　168, 176

索　引

ソムサック・チュンハラット　19, 39, 64

た

タイ愛国党　83, 91
第1次予防　159, 162
第3次予防　159, 162
タイ式医療代替医療サービス補助金　132
第2次予防　159, 162
タウィースック基金　177, 178
タクシン首相　101
タクシン政権　94
タムボン健康基金　151, 157, 176, 177, 182
タムボン健康基金運営委員会　159
WHO　14, 47, 90

ち

地域医療・福祉改革　127, 157
地域保健医療行政・財政の二元化　128, 137
地域研究　4, 9, 13, 83
地域健康委員会　32, 78, 134
地域福祉　9, 119
地域保健医療システム　58
地域保健医療の拡充重視路線　84
地方自治　160
地方保健課　88
地方病院課　88
地方分権　77, 141, 160, 180
中核病院　84
チュアン政権　68, 105
中間ケア　152, 165
中間ケア施設　163
チューチャイ・スッパウォン　45, 77
調整者　133
チョップ・ヨートゲーオ　154, 178

209

て

DRG　113
帝国医療　28
低所得者医療扶助制度　39, 42, 84, 177
ティトマス　6
伝統医療　28

と

ドイツ技術協力公社（GTZ）　176, 177
統制　128
都市化　4
特許の強制実施権　117
ドーハ宣言　117
取引費用　10, 142

な

内部市場　16, 132, 134
ナワッタガム（改良）運動　152, 163

に

入院サービス（IP）　131
ニュー・パブリック・マネジメント（NPM）　16, 135

ぬ

温もりのあるコミュニティ・クリニック　130

ね

熱帯医学研究所（ベルギー）　62, 89

の

農村医師官僚　18, 35, 89, 91, 139

は

パイロート・ニンサーノン　44
排除された多数者のための社会保障　3, 171
パトロン・クライアント　20, 187
バーンペーオ病院　109

ひ

東アジア福祉レジーム　4
PCU イノベーション事業　163
非制度的健康基金　153
ビスマルク／ベバリッジ型社会保障モデル　173

ふ

ファイナンス　174
ファミリー・フォルダー　139
ファン-ヒネケン　6
福祉カード　85
福祉国家　5, 8, 17, 105
福祉社会　5, 8, 20, 127, 171, 180
福祉多元主義　19
プライマリ・ケア・トラスト (PCT)　137
プライマリ・ケア・ユニット (PCU)　129
プライマリ・ヘルスケア　15, 30, 35, 151
プライマリ・ヘルスケア・センター　59, 163
プラウェート・ワシー　40, 72, 153
プラチャーコム　186
文官委員会　115
分権　151, 157
分権化　10, 32, 77, 139

分離的人頭配分　132

へ

僻地加算　131
ベーシック・ヒューマン・ニーズ　39, 40, 118
ベッド数　144
ヘルス・プロモーション　151, 158

ほ

包括的ケア・システム　157
報酬加算的投資予算　131
保健医療政治　17, 116
保健管理担当官　129
保健・公衆衛生サービス　127
保健サービス・システム改革計画　90
保健サービス・システム改革計画事務局　45, 63
保健システム研究所　31, 45, 46, 63
保健ボランティア　30, 36, 163
母子保健開発基金計画　41
保守派官僚　84, 97

ま

マッチング・ファンド方式　154, 159
マヒドン大学　39, 51
マラリア撲滅計画　37

み

見捨てない社会　153
ミッジリイ　9
宮沢基金　188
民営化　15
民間医療支出　107

民間防災ボランティア　183
ミーンズ・テスト　12

む

ムーバーン人民救済センター　185

も

モンコン・ナ・ソンクラー　96

や

山を動かすためのトライアングル　73

よ

予算配分システム　84
4つのアクター　171, 172
呼び水的機能　20
予防的サービス(PP)　131
ヨーロッパ型ヘルス・プロモーション　56

ら

濫診濫療　110

り

利益誘導政治　84
理学療法士　154, 167
リスク分配構造　176
リファーラル　55, 129, 139, 180

れ

歴史的経路依存性　17

ろ

老人介護ボランティア　163, 164
老人生活扶助　185
ロシアン保健委員会（エジンバラ）　62

著者紹介

河森 正人（かわもり まさと）

1959年富山県生まれ。アジア経済研究所研究員、タマサート大学タイ研究所客員研究員、在タイ日本国大使館専門調査員、チュラーロンコーン大学経済学部客員研究員、大阪外国語大学外国語学部助教授、同教授を経て、現在、大阪大学大学院人間科学研究科グローバル人間学専攻教授。大阪市立大学大学院創造都市研究科博士後期課程修了。博士（創造都市）。著書に『タイ――変容する民主主義のかたち』アジア経済研究所などがある。

タイの医療福祉制度改革

2009年10月15日　第1版第1刷発行

著　者　河森正人

発行者　橋本盛作

発行所　株式会社　御茶の水書房

〒113-0033 東京都文京区本郷 5-30-20
電話　03-5684-0751

印刷・製本／シナノ印刷㈱

Printed in Japan／© Kawamori Masato　2009

ISBN978-4-275-00847-3　C3036

東アジア市民社会の展望	田坂敏雄 編	A5判・二三〇頁 価格 二九〇〇円
東アジア都市論の構想——東アジアの都市間競争とシビル・ソサエティ構想	田坂敏雄 編	A5判・五一〇頁 価格 四〇〇〇円
バーツ経済と金融自由化	田坂敏雄 著	A5判・二九〇頁 価格 三五〇〇円
熱帯林破壊と貧困化の経済学	田坂敏雄 著	A5判・二八〇頁 価格 三三〇〇円
アジアにおける地域協力と日本	涂 照彦 編著	四六判・三八〇頁 価格 三八〇〇円
インドネシアの地域保健活動と「開発の時代」——カンポンの女性に関するフィールドワーク	齊藤綾美 著	菊判・四二〇頁 価格 八〇〇〇円
アジアの地域住民組織——町内会・街坊会・RT/RW	吉原直樹 著	A5判・三三〇頁 価格 五三〇〇円
アジア・メガシティと地域コミュニティの動態——ジャカルタのRT/RWを中心にして	吉原直樹 編著	菊判・四一〇頁 価格 六〇〇〇円
グローバル・ツーリズムの進展と地域コミュニティの変容——バリ島のバンジャールを中心として	吉原直樹 編著	菊判・四九〇頁 価格 七八〇〇円
複雑適応系における熱帯林の再生——違法伐採から持続可能な林業へ	関 良基 著	A5判・二七〇頁 価格 五七〇〇円
中国の森林再生——社会主義と市場主義を超えて	関 良基・向 虎・吉川成美 著	A5判・二七〇頁 価格 三二〇〇円

御茶の水書房
（価格は消費税抜き）